JN260539

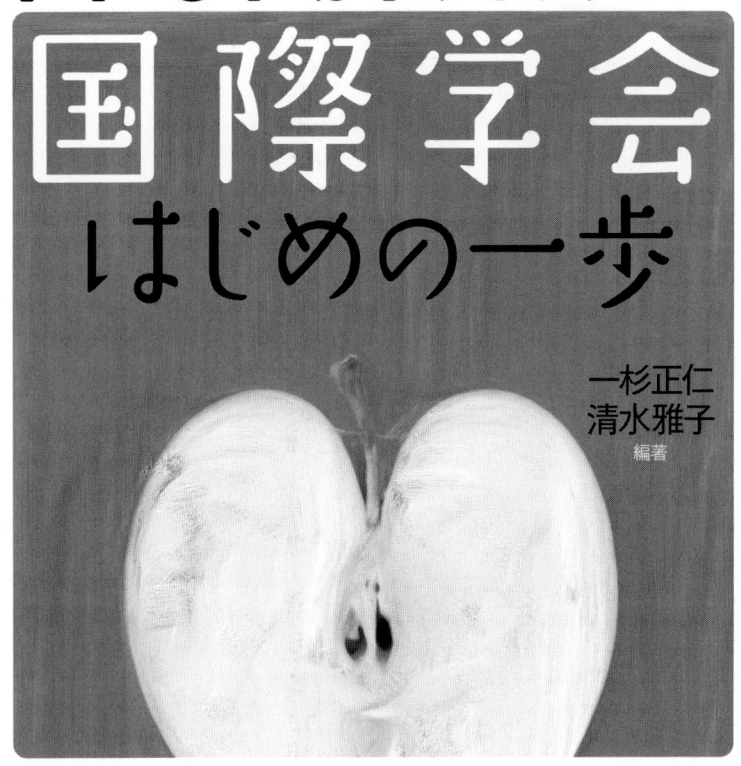

PT・OT・STのための
国際学会はじめの一歩

一杉正仁
清水雅子
編著

三輪書店

執筆者一覧

編著

一杉正仁	滋賀医科大学医学部社会医学講座法医学部門 教授
清水雅子	元川崎医療福祉大学／大学院 教授，元岡山大学 非常勤講師，元北里大学 非常勤講師

コラム・付録執筆

吉川ひろみ	県立広島大学保健福祉学部作業療法学科 教授
清水雅子	元川崎医療福祉大学／大学院 教授，元岡山大学 非常勤講師，元北里大学 非常勤講師
押味貴之	日本大学医学部医学教育企画・推進室 助教
安藤千春	獨協医科大学医学部 非常勤講師

序文

国際学会を利用して世界に羽ばたこう

　わが国の医療水準は世界のトップレベルです．2012年の平均寿命をみても，男性が79.9歳，女性が86.4歳と男性はアイスランド，スイスに次いで世界第3位，女性は世界1位を誇ります．また，脳卒中急性期の院内致命率はOECD加盟国中で最も低いのです．したがって，わが国の医療従事者が積極的に世界に羽ばたいて，多くの人の健康や幸福に寄与することが望まれます．

　1999年には，日本学術会議ならびに日本理学療法士協会の主催による，世界理学療法連盟学会（WCPT）が横浜で開催されました．アジア地区では初の開催であり，世界各国から約5,000人の参加者が集い，健康増進，予防医学の推進に向けて議論を重ねました．またご存じの方も多いと思いますが，2014年には横浜で，World Federation of Occupational Therapists（WFOT，世界作業療法士連盟）の国際大会（第16回世界作業療法士連盟大会・第48回日本作業療法学会）が開催されます．WFOTは国際的な作業療法の発展，質の向上と維持を目指すために設立されました．2010年にはチリのサンティアゴで第15回大会が開催され，世界約50カ国から2,000人以上の作業療法士（OT）が参加しました．

　2014年のWFOT日本開催は，WCPTと同様にWFOTの歴史上，アジアで初めての大会です．まずは日本がアジア地区のリーダーとならなければなりません．そのためには，わが国における多くの医療従事者が国際学会に参加して，外国の専門家と交流することが望まれます．

　本書では，国際学会参加に向けた準備を具体的にお手伝いします．国際学会へ有意義に参加するために必要な知識やテクニックについて，特に基礎的英語運用能力の強化を中心にご紹介します．本書が，リハビリテーションにかかわる多くのスタッフや医療従事者のお役に立てば幸いです．本書を利用して国際的な感覚を養い，さらに世界の場で活躍される方が増えればうれしい限りです．

　最後に，本書の作成において多大な尽力をいただいた三輪書店の高野裕紀氏，中里亮子氏に厚く御礼を申し上げます．

2014年5月

編著者　一杉正仁，清水雅子

目次

序文

Part 1　国際学会に参加しよう！

Ⅰ章　英語の文化を理解する ･･････････････････････ 2
　　1. 文化の違い ･･････････････････････････････ 2
　　2. 研究における倫理原則 ･････････････････････ 13
　　3. 日常英会話におけるマナー表現 ･････････････ 19

Ⅱ章　国際学会のルール ･･････････････････････････ 33
　　1. 国際学会はコミュニケーションの場 ･････････ 33
　　2. 国際学会参加に必要な手続き ･･･････････････ 36
　　3. 医療英語論文を探そう ･････････････････････ 40
　　4. 英語論文の読み方：参考論文を読むために ･･･ 44
　　5. 研究発表・論文は title（表題）で注目される！ ･･ 48
　　6. 研究発表・論文は abstract（抄録）で評価される！ ･･ 56

Ⅲ章　国際学会への準備と参加 ････････････････････ 76
　　1. 会場でまず行うこと ･･･････････････････････ 76
　　2. プログラムの見方：発表の種類 ･････････････ 78
　　3. パネルディスカッションの注意点 ･･･････････ 80
　　4. ポスター発表の注意点 ･････････････････････ 82
　　5. 一般演題の注意点 ･････････････････････････ 86
　　6. 自分から質問してみよう！ ･････････････････ 92
　　7. 懇親会 banquet の注意点 ･･････････････････ 94

コラム
　セラピストに必要な多様性と文化の視点 ････････････ 12
　英語以外の外国語を使ってみよう ････････････････ 31
　間違いやすい英語表現 ･･････････････････････････ 95

Part2 医学・福祉に関する基本情報

- Ⅰ章 わが国の医療をめぐる背景 ………………………………… 98
    1. 少子高齢化 low birthrate and aging society ……… 98
    2. 死亡原因 cause of death ……………………………… 100
    3. 生活習慣病 life style disease ………………………… 101
    4. 救急医療 emergency medicine ……………………… 103

- Ⅱ章 知っておくべき傷病 ………………………………………… 105
    1. 脳血管障害 cerebrovascular disease ……………… 105
    2. 身体障害と義肢 physical disability and artificial limb …… 108
    3. 嚥下障害 dysphagia ………………………………… 111
    4. 認知症 dementia ……………………………………… 114
    5. 頭部外傷 head trauma ……………………………… 117
    6. 骨折 fracture ………………………………………… 120
    7. 脊髄損傷 spinal cord injury ………………………… 122

- Ⅲ章 人体の構造と動き …………………………………………… 124
    1. 人体の仕組み basic structure of the human body …… 124
    2. 身体の動き movement of the body ………………… 132

- Ⅳ章 福祉機器 ……………………………………………………… 135
    1. 日常生活用具 daily living utensils ………………… 135
    2. 移動機器 transfer aids ……………………………… 138
    3. 義肢・装具 prosthesis & orthosis ………………… 141

付録1 医療で用いる英単語，スペルの規則 ……………………… 145
付録2 数字の読み方 ……………………………………………… 154

イラスト：櫻田耕司（Ⅳ章）

国際学会に参加しよう！

Part 1

I 章　英語の文化を理解する

1. 文化の違い

　リハビリテーションが対象とする障害の種類は多岐にわたり，年齢層も小児から高齢者まで広範囲です．そのような仕事に携わる職種すべてに必要な英語表現を具体的に提示することは別の機会に譲るとして，本項では，国際的な活動の場面に少しでも役立つことを目的に，英語の基本的な事項を日本語と比較しつつ，英語の特徴を説明します．

① 英語の特徴を知ることは英語民族の文化を知ること

　ヨーロッパやアメリカの人々で3カ国，5カ国語に堪能な人に出会うことがよくありますが，このことは，ヨーロッパ言語の言語構造や語彙が似ていることに気づけば，納得できると思います．

　例えば，今でも英語にはドイツ語によく似た単語があります．例えば der Vater（ファーター：the father），die Mutter（ムッター：the mother），der Mann（マン：the man），das Buch（ブーフ：the book），der Kindergarten（キンダーガルテン：the kindergarten）などです．お隣の国のオランダ語は，ドイツ語と二卵性双生児のように似ている言葉です．

　そもそも English（英語）という言葉の語源は，Angle に -ish が加わった形です．これは，英語を話す人々に最も近いご先祖の一部が，低地ドイツ語を話すアングロ・サクソン族 Anglo-Saxon であることを示しています．彼らは，かつて北方民族のゲルマン人が南下し（4世紀頃），そのなかでイングランドに定着した人々なのです．

　しかし，1066年にフランスに征服されてからの約100年間は，フランス語が公用語となりました．このことから現在も現代英語の語彙にはフランス語に起源をもつものが多く残っています（借用語彙1万語の75％）．また，医学英語を含む学問分野の語彙には，ギリシャ語，ラテン語が多くみられます．英語は「例外の言語」とも呼ばれるのは，このような語源の多様さによるからでしょう．

加えて英語は，遡ること紀元前3000～4000年頃に存在したとされるインド・ヨーロッパ語から派生したとされ，インド北部から西のスカンジナビア半島，地中海周辺の言語と同語族です．したがって，英語の文法・発音・語形・語彙は，これらの言語と親戚であるような特徴があります．しかし，英語がこれらの言語と「似て非なる」のは，歴史的背景を共有しながらも，異なる風土・文化によって独自に変化してきたからです．

　このような事実から，ヨーロッパ言語の一つである英語を，構造・表記の異なる日本語を母語とする私たちが習得しようとする場合には，かなりの困難と努力を必要とします．でも，違うからこそおもしろいのかもしれません．そして本来，人間は未知のものに憧れ，異なる人々と交流したい本能があるものです．

　さて，"Back to the Future"的前置きはこのくらいにして，具体的に英語特有の特徴のいくつかを挙げてみます．そして日本語と比較することで，できれば双方の文化の違いによる国民性の違いを理解する糸口にしたいと思います．即，実用に役立つ英語を習得したい，という気持ちはよくわかりますが，Make haste slowly！（急がば回れ）とも言いますから．

② 語彙は，異文化を表す

　次のような小話があります．日本語通のアメリカ人が日本のレストランで注文した際に，ウエイトレスから「パンにしますか？　ライスにしますか？」と聞かれ，「コメくださーい」と答えたというのです．「炊いたごはん」に相当する英語の boiled rice は boiled を略してよいので，二人とも間違っていません．もっとも，ウエイトレスがパン（ポルトガル語），ライス（英語）というのは，日本語の「ごはん」を使うと言葉のバランスが悪いからでしょう．しかし，さらに米と麦の日英語を比較すると，語彙と文化の関係がわかります．

　日本語の「米」に関する英語を列記すると，稲 rice plant, もみ rough rice, 粥 rice porridge, 重湯 rice gruel, 飯 boiled rice などがあります．一方，日本語の「麦」に関する英語には，小麦 wheat, 大麦 barley, 裸麦 rye, 燕麦 oats などがあります．

　つまり，日本語の米に対応する英語は「～ rice」ですが，いくつかの麦を表す英語に対応する日本語はただ「～麦」に過ぎません．これらの語は，主食として日本人は米を，英語文化圏の人々は小麦を選んだ民族であること，米と麦がいかにそれぞれの民族の生活に密着し，食文化を生み出し，民族性をも表しているとすらいえます．

　このような言語が文化を表す例は，他にもアラビア語のラクダ，ヒンズー語の

牛，中国語の雨，エスキモー語の雪にもみられます．もちろん，文字をもたない民族にも独自の文化や思考があり，語彙数の多さが必ずしも個々の国の人々の思考を限定するとは限りません，そのような民族も，もし語彙をもっていたならば，同じような現象が起きるのではないでしょうか．

③ 英語の言語構造は5文型である

　私たち日本人を悩ませることの一つに，5文型の英語構造があります．文 sentence とは，一つの考え，行動，感情などを伝える最小単位です．文がいくつか集まると段落 paragraph となり，まとまった思想が表されます．英語の文は5つの文型のいずれか，あるいはいくつかの形が組み合わされていることを，多くの方はこれまでの英語教育の過程で学習しているのですが，実際の会話などの場面ではとっさに応用できず，「自分は英語ができない」と思い込んでしまう原因にもなっているようです．もう一度この5文型を，例文を参考にしながら簡単に復習しておきましょう．

　説明に用いる文法用語は，以下のように省略します．

　　主語 subject：S
　　動詞 verb：V
　　目的語（名詞）object：O（間接目的語 indirect object：IO，直接目的語 direct object：DO）
　　補語（名詞，形容詞，前置詞句）complement：C

(1) 第1文型：S＋V（SがVする）

　最もシンプルな文で，「SがV（自動詞）する」文型です．主語と動詞で完結する文ですが，多くの場合，副詞，副詞句，前置詞句などをつけて，主語や動詞の補足をします．

　　The dog barks.（犬がほえる．）
　　Suddenly the dog barked at children.（犬が突然子どもたちに向かってほえた．）
　　I am working as an occupational therapist at a rehabilitation center in Kanagawa.（私は作業療法士として神奈川県にあるリハビリテーションセンターで働いています．）

(It is) nice to meet you.（お目にかかれてうれしいです.）

(2) 第2文型：S＋V＋C（S＝C）

Cにあたるのは名詞,形容詞,時に副詞です.またV（自動詞）の代表はbe動詞（状態を表す）ですが,他にも以下のような動詞があります.主語の内容や状態を補足する便利な文型です.

stay, keep, remain, become, get, go, grow, run, turn, appear, feel, look, seem, smell, sound, taste, die, marry

以下に例文を示します.

All fingers of my left hand are numb.（左手の指すべてが麻痺している.）
My father's condition has stayed (remained) critical.（父の危機的状態は続いています.）
He got well again.（彼はよくなった.）
I feel a burning pain in the pit of my stomach.（みぞおちに焼けるような痛みがあります.）
He went deaf suddenly.（彼は突然耳が聴こえなくなった.）
I am interested in speech-language therapy for persons with speech disorders.（私は失語症患者のための言語聴覚療法に興味がある.）
I am interested in psycholinguistics.（私は言語心理学に（現在）興味をもっている.）
I got interested in the idea of speech-language therapy in his presentation.（私は彼の発表にある言語聴覚療法に関する考えに興味をもった（今も興味がある）.）
She married young.（彼女は若くして結婚した.）

第2文型はS＝Cなので,例えばMy name is Sakura.（私の名前はさくらです.）と言うことができます.ただし,I am a cherry blossom.（私は桜の花です.）と言うと,聞いた人はとまどうかも知れません.

I章　英語の文化を理解する　　5

(3) 第3文型：S＋V＋O（SはOをVする）

　SVOの順番は変えることができません．一方，日本語は「てにをは（助詞）」があるために，文の構造を自由に変えることができます．

　　He has a nice complexion.（彼は顔色がいい．）
　　You can start walking practice wearing a short leg brace.（あなたは短下肢装具をつけて歩行練習を始められます．）

　ただし，英文では強調のため倒置が起きると，否定語を伴う目的語が文頭に来ます．

　　Never did I know such a sensible woman like her.（彼女のような聡明な女性をこれまで知らない．）

(4) 第4文型：S＋V＋IO＋DO（SはIOにDOをVする）

　第3文型に「～に」という目的語がプラスされ，少し複雑になります．日本語では「～に」は状況によって省略される場合があります．

　　He gave a helpful advice to me.（彼は私に役立つアドバイスをくれた．）
　　I will get you something hot to drink.（何か（あなたに）熱い飲み物をお持ちしましょう．）

(5) 第5文型：S＋V＋O＋C〔SはOをCにする（V）／SはOがCである，とみなす（V）〕

　目的語Oを説明する補語C（名詞・句，形容詞・句）が必要です．
　動詞Vには，人や物に「～させる」や「～してもらう」という意味を表す使役動詞 make のほか，keep, leave, let, get などが使われます．英語から日本語に直訳すると不自然になる場合があります．

　　Your quick recovery from influenza made us feel relieved.（（あなたの）インフルエンザが早く治って，私たちはほっとしました．）

We will never leave you alone.（私たちは決してあなたを一人にはしません．）

　上記に説明したように疑問文と強調文を除けば，語順は主語の次に動詞が続くのが大きな特徴です．ところが，日本語では「食べます，私は．」としても問題はありません．しかし英語で同じように，Eat I ～とは言えません（もっともかつての英語の語順は，主語，動詞，目的語の順ではなくても，語尾の形によって判断できたのですが，それが崩れて現在の主語を文頭に置く構造になりました）．かつて目印となっていた名詞の語尾の格変化が今はなくなり，語順でその役割をするようになっています．

　日本語のそれぞれの部分が，英語に比べて自由に移動できるのは，日本語の名詞が語順によって動詞との関係を示す必要がなく，「は」「が」「を」「に」など（格助詞）を付けて，語の働きをさせることができるからです．また，次のような動詞の位置にも日英語で違いがあります．

　　I love you.（私はあなたを好きです．）
　　I don't love you.（私はあなたを好きではありません．）

　日本語は最後まで聞かなければ，肯定か否定かわかりません．英語国民は，動詞を主語のすぐ後ろに置いて，意思表示を早くしますが，日本人はなぜか意思表示を先延ばしにしているようで，ある意味では遠慮深い日本人の傾向を反映しているかのようです．

　また日本語は，「好きです（嫌いです），あなたが」と語順を変えられることや，主語抜きで「好きだ（嫌いよ）」と，動詞だけで意思表示することもできます．このように日本語は，英語に比べて柔軟性のある言語です（それゆえ，英語に比べると論理性が欠如しているという指摘もありますが）．

　さて，日常的に英語を使えるようになるためには，中学校のレベルで十分ですので，5文型の英文を意識しながら覚えるのが効果的です．簡単な英文が反射的に口から出てくるまで覚えることで，自然に英語の発想が身につくのです．そうしているうちに，「どうしてこれは日本語と違うのだろう」と英語特有の事柄に気がつくようになるでしょう．そのような疑問をもつこと自体，言葉の相違を通して異文化体験をしていることになるはずです．

④ 英語は主語を必要とする

　かつて日本人が海外に進出し始めた頃，不慣れな異文化社会で苦労した多くの人たちがいたことでしょう．彼らの一人から，川端康成の『雪国』を読むと日本が無性に懐かしくなった，と聞いたことがあります．『雪国』は極めて日本的なテーマが，最も日本語らしい日本語で書かれた小説だからでしょうか．その特徴は，冒頭の文章から現れています．

　国境の長いトンネルを抜けると雪国であった．夜の底が白くなった．信号所に汽車が止まった．

　これを英語に翻訳すると日本語と英語の違いが見えてきます．まず，最近その性能が向上しているとされるネット上の機械翻訳に手伝ってもらうと……

　It was a snow district when I passed through the long tunnel of the border. A night bottom whitened. A train stopped at the signal box.

　読んでわかるように，元の日本文とはかけ離れた，単に字面を追っただけの翻訳です．構文や，第3文の主語 a train は日本文と同じで正しいけれども，第1文の主語 It の内容は何でしょうか？　文中に見あたりません．また，長いトンネルを抜けたのは「I」でしょうか？　第2文の比喩表現である「夜の底」の訳 night bottom は直訳です．これらを，川端康成が最も信頼したというサイデンステッカーの英訳と比べてみます．

　The train came out of the long tunnel into the snow country. The earth lay white under the night sky. The train pulled up at a signal stop.

　苦労が偲ばれる翻訳です．日本人ならば，雪のないこちら側から雪の降り積もった世界へ続く長いトンネルを人は歩かず，汽車（今なら車，電車，新幹線？）とわかるものです．日本人は主語を省略しても，一瞬で理解できます．おそらくサイデンステッカーも，このような始まりの部分で二度も the train という主語を使いたくなかったに違いありません．でも，英語は主語を省略できないし，機械翻訳例のように it で代えることはできません．
　それでは，なぜ英語には主語が必要なのでしょうか？　一つの説として，ギリ

シャ語やラテン語が使われていたギリシャ・ローマ時代にまで遡り,「論理学」が確立されたときに,主体と客体との区別をする必要があって主語が現れた,という話があります.それが庶民に受け入れられたのは,それなりに理由があったと思われます.

これは私見ですが,その理由の一つとして英語民族には「契約の概念」が染みついていて,それゆえ責任の所在である主語をまず先に述べる言語構造になったのでは,と考えています.そもそもキリスト教を基盤とするヨーロッパ文明社会では,神と人との契約が根底にあることも無縁ではないでしょう(例えば,旧約聖書『出エジプト記』における神とモーセの契約である十戒).また,長く狩猟生活を送り,定着後も陸続きのために国境は侵攻されやすく,自己を主張する必要があったと考えられます.

一方,日本人は海に囲まれ,隣国からの侵入が難しい地理的条件にあって,しかも米を選んだ農耕民族です.一定の土地で集団を形成すると,その土地から離れることができず,個人よりも集団の戒めを優先する生活を送ってきました.やがて状況に依存する社会性が形成され,「誰が?」「何が?」と問い直すことが嫌がられる社会に生きるために,主体をあいまいにするようになったのではないでしょうか.

英語による会話でも,もちろん相手が目の前にいるときは,主語がなくても理解することができますが,主語を言いたくないときでも,例えばSomeone says 〜とか,It is said that 〜などと表現することはあっても,主語そのものを省くことはできません.ましてや学会での口頭発表や論文では,主語を省くと意味不明になります.

先ほど『雪国』の冒頭文章で例示したように,英語では主語を省けない事実に,両言語の違いが現れています.それは,日本語の背景にある日本人の文化と,英語の背景にある英語国民の文化の違いでもあります.

⑤ その他の特徴

(1) 子音は子音として発音する

例えばGood morningを皆さんはどのように読みますか? 問題は,dとgの子音です.

日本語は「あいうえお」以外のすべての語を,子音+母音という音節で読みますが,これをGood morningに当てはめてしまうと,「グッドオ・モーニングウ」

となってしまいます．このように母音を入れて英語を発音すると，長くなり，間延びし，相手に伝わりにくくなります．

　子音に母音を挿入するのではなく，アクセントとイントネーションでメリハリをつけると，英語らしく発音することができます．また，不要な巻き舌を止めましょう．

(2) 英語は代名詞が発達している

　主語を省略できない英語は，何度も同じ語が文頭にくると文体がしつこくなり，冗長になります．このような重複を避けるために代名詞が発達したと考えられます．代名詞を使ってでも主語を省かず，また，主部が長くなる場合は，先に言わないわけです．例えば，It ～ that ～やIt ～ to ～という構文は，主語をItとし，先に言いたいことを続け，内容は後で(thatやto以下で)述べます，ということです．

　日本人からみると，多種多様な代名詞があって，男・女，複数・単数，天候や時間など，それぞれの代名詞(しかも主格，所有格，目的格)を，口を開いた瞬間に言わなければならず，慣れることはなかなか難しいでしょう．

(3) 形容詞や副詞が表現を多彩にする

　科学領域である医療分野の英語は，「簡潔をもって旨とする」ことが常識です．しかし，コミュニケーションには『雪国』のような文学作品を例に出すまでもなく，情感や情緒がつきものです．その場合は的確な形容詞や副詞を添えることで表現も多彩となり，相手にうまく伝わります．

　医療人は，障害のある人と向き合って，理論に裏づけられた知識を生かしていくことが求められる職種ですが，必ずしも理屈どおりには進まないことも多いはずです．クライエントの表情から気持ちを読み取り，記録し，管理者に報告したり会議で伝える必要もあるでしょう．

　このような場合，「心の状態を表す」語彙を知っていると有効です．特に形容詞は表現を豊かにしてくれます．それらを思いつくままに列挙すると……(あえて日本語は示しません．不明な語はご自分で調べ，確認してください)．

aggressive, annoyed, anxious, bored, calm, cool, composed, cold, confident, curious, delighted, disappointed, disgusted, easy, embarrassed, envious, exhausted, furious, frustrated, ill-tempered, irritated, happy, hot, indifferent, jealous, quiet, lonely, meditative, miserable, paralyzed, pained, perplexed, puzzled, regretful, relieved, sad, satisfied shocked, surprised, suspicious, sympathetic, thankful, withdrawn, worried, and so on……

(4) 時制に注意

　英語は，現在はもちろん，過去や未来にすら完了形があるように，日本語と比べて時間表現が多いのが特徴的です．過去からみた現在のことを表現する英語の現在完了形は，日本語にはない表現であるため，「たった今，～したところだ」などと，言葉を補う必要があります．

　こういった表現にも，契約の概念が表れているかもしれません．過去を水に流して「今」を大切に生きようという傾向が強い日本人には苦手かもしれませんが，英語では時制を正確に使う必要があります．

MEMO

コラム

セラピストに必要な多様性と文化の視点

吉川ひろみ
県立広島大学保健福祉学部作業療法学科 教授

　国際的に活動するセラピストに不可欠なのは，多様性diversityと文化の視点だと思います．同一文化の類似した人々との生活では，当たり前のことが多いので平穏な日々を過ごすことができますが，異文化の環境では「当たり前」が通じません．そのつど確認しなければならないので，面倒くさく，不安な気持ちになるものです．

　しかし，確認するための言語が自由に使えれば，不安は次々に解消され，新たな認識が自分の当たり前の範囲を拡大してくれます．世界には多様な人々が多様な生活していると知ることが，セラピストに課せられた世界共通の普遍的役割を自覚することにもつながるでしょう．

　例えば，「どこで，何をするか」は，文化により異なります．室内で靴を脱ぐか脱がないか，どんな道具で食物を口に入れるか，身体表現の意味などは，国や地域により異なりますが，セラピストがそれぞれの専門性で，どのように現象を理解し考えを進めていくか，行動の背後にある理由を意識化すること(reasoning)は，国際的に共通であるといえます．

　多様性に敏感になることは，同一文化内における個人の多様性（個別性）を認めることにつながります．人はみな，唯一無二の存在です．つまり，人は多様であるという前提をもつことで，テーラーメイドのプログラムが生まれます．個別性を認めることは，多様性を文化ごとに語り，ステレオタイプ化された認識を生み出す危険を回避するうえで重要です．私は日本文化論を聞いていると，息苦しさを感じることが多いのですが，文化には個人の自由な行動を抑圧する力があることにも，注意すべきでしょう．

　多様性を認めたうえで普遍性をつかむということは，言語の面でも重要です．日本では，一つの意味を指す場合に同じ単語を使うことが普通ですが，英語では違う言葉で説明することにより，伝えたい考えideaを明確にしようとします．そのために，シソーラスと呼ばれる類語辞典が使われたりするわけです．「言葉」と「意味」を区別し，表現者の立場や表現される場所などの文脈を知ったうえで，内容を理解するよう心がけましょう．

2. 研究における倫理原則

① 法律と倫理

　法とは社会の秩序を維持し，人間が平等に社会生活を送るための最低限度の掟です．日本国憲法では，第25条に「すべて国民は，健康で文化的な最低限度の生活を営む権利を有する」と記されており，また第13条には，「すべて国民は，個人として尊重される．生命，自由及び幸福追求に対する国民の権利については，公共の福祉に反しない限り，立法その他の国政の上で，最大の尊重を必要とする」と記されています．したがって，一般市民の自由，権利，健康および幸福などが確保されなければならないことは，法において，最低限度のこととして定められています．

　一方，倫理とは社会生活のなかで守るべき規範であり，道徳とほぼ同じ意味で用いられています．したがって，倫理的配慮とは，各自が相手の権利を尊重したうえで，自分の義務を果たすことです．それを実行するうえでは，納得と自主規制が原則になります．

　生命倫理とは，生命科学や医療に関連して生じる倫理的な問題について議論し，研究する学問です．近年，生命科学や医療技術の発展に伴い，さまざまな課題が提起されてきたことで，生命倫理の問題が浮上してきました．生命倫理の4原則は，自律尊重，無危害，善行（仁恵），正義です．

　研究者は，自らの研究領域において，既存する法律に抵触せず，かつ倫理的問題に十分配慮することが要求されます．特に人を対象とする研究や，人由来の試料を用いる研究では，研究者各自が十分な手続きを踏み，社会的コンセンサスが得られる方法で実践することが要求されます．

② 人を対象とする研究の倫理原則：ニュルンベルク綱領とヘルシンキ宣言

　戦争中，人体実験という名の下に，人の権利が侵害されていました．第二次世界大戦中にポーランド南部のアウシュビッツ絶滅収容所では，兵士による虐殺だけでなく，医師によるガス室収容などにより，600万人の命が奪われました．さらにナチスドイツでは，医師や科学者が致死法についての人体実験を行っていま

した．

　1947年，第二次世界大戦中のナチスドイツの人体実験に関連して，連合国によって戦争犯罪を裁く国際法廷が，ニュルンベルクで開かれました．このニュルンベルク裁判で，人を対象とする研究を行う際の倫理行動原則が，判文に加えられました．すなわち，「ニュルンベルク綱領」として知られる，被験者の人権尊重を誓った内容です．後にこれが，インフォームド・コンセント（十分な説明を受け，理解して同意すること）の基礎となります．

　1964年に世界医師会は，人を対象とする医学研究の包括的倫理指針として「ヘルシンキ宣言」を採択しました．ヘルシンキ宣言で述べられている倫理的条件は，以下のとおりです．
①研究の必要性，科学的妥当性
②被験者の権利と福利の保護
③危害と利益のバランス，最小限のリスク
④公正
⑤被験者のインフォームド・コンセント
⑥個人情報の保護
⑦倫理審査委員会の承認
⑧研究計画の公開

　ヘルシンキ宣言は世界医師会が規定しているため，主体を医師としています．しかし，近年は医師以外の研究者も，人を対象とした医学研究を行うことが多くなっており，医師以外の研究者も，本指針を遵守することが望ましいとされています．

③ ヘルシンキ宣言において重要な点

　ヘルシンキ宣言の基本原則においては，たとえ被験者が実験の参加に同意したとしても，その被験者にすべての責任を転嫁してはならないこと，被験者のプライバシーを尊重すべきこと，ヘルシンキ宣言に従っていない研究報告は，掲載などの目的で受理すべきではないことが示されています．

　さらに重要な点があります．まず，「医学の進歩は人間を対象とする諸試験を要する研究に根本的に基づく」と記されています．これは，医学に関する研究を進めるうえで，人を対象とした研究が必要不可欠であることを述べています．障害者に対する機器の開発などの研究も，例外ではありません．

次に,「人を対象とする医学研究においては,被験者の福利に対する配慮が科学的及び社会的利益よりも優先されなければならない」と記されています.研究によって多くの成果が生まれ,社会の進歩に大きな貢献があったとしても,被験者個人に身体的・精神的に実害があることは避けるべきです.

また,「研究者は,適用される国際的法規はもとより,人を対象とする研究に関する自国の倫理,法律および規制上の規範ならびに基準を考慮すべきである」と記されています.倫理を考えるうえでは,その背景にある文化の違い,時代変遷を十分に考慮しなければならないということです.

④ わが国における倫理指針

わが国には,人を対象とする研究についての包括的な法律はありませんが,種々の倫理指針が出されています.主なものは,「特定胚の取扱いに関する指針」(2001年,文部科学省),「ヒトゲノム・遺伝子解析研究に関する倫理指針」(2001年,文部科学省・厚生労働省・経済産業省),「遺伝子治療臨床研究に関する指針」(2002年,文部科学省・厚生労働省),「疫学研究に関する倫理指針」(2002年,文部科学省・厚生労働省),「臨床研究に関する倫理指針」(2003年,厚生労働省)です.

これらのいずれの指針も,前記のヘルシンキ宣言に則っています.これらには研究の科学的合理性と倫理的妥当性を確保し,個人情報を保護し,インフォームド・コンセントを受けて研究を行い,研究成果を社会に公表すべきことが示されています.なお疫学研究とは,健康に関する事象の頻度や分布を調査し,その要因を明らかにする科学研究です.

医学的な介入を伴う研究では,「臨床研究に関する倫理指針」が適用されます.この指針では,医学系研究の定義が示されており,「医学に関する研究とともに,歯学,薬学,看護学,リハビリテーション学,予防医学,健康科学に関する研究が含まれる」と記載されています.この指針に則って,障害をもつ患者に対する研究を行う必要があります.

⑤ 倫理審査委員会

ヘルシンキ宣言では,倫理審査委員会による審査の必要性が明記されています.これは,相互審査の原則(専門職によってのみ審査や判定を行うのではなく,性別,人権,専門を超えたさまざまな者が相互に審査や判定を行うこと)に基づきます.以前は,信望のある専門家に判断を任せるという考え方が主流でしたが,時代の

流れや権利意識の向上から，専門家が各自の倫理性のもとに判断を下しても，それが一般市民や社会から一概に受け入れられるとはいえなくなってきました．

倫理審査委員会は，現代社会において研究の信頼性・倫理性を確保し，さらに透明性を明確にするうえでも必要とされます．前記倫理指針のすべてが，一部匿名化されている試料の取り扱いを除き，倫理審査委員会による審査を条件としています．

倫理審査委員会の目的は，当該研究計画の倫理性，科学的妥当性について審査すること，および被験者や試料提供者の人権を保護することです．「臨床研究に関する倫理指針」では，倫理審査委員会について，以下のような具体的な記載があります．

①倫理的・科学的観点から当該研究を審査し，文章で意見を述べる．
②学術的・多元的な視点からさまざまな立場からの委員によって公正かつ中立な審査を行う．特に，委員は自然科学の有識者，人文・社会科学の有識者，一般市民，外部委員，男女両性で構成されること．
③委員には在任中および退任後も守秘義務がある．
④当該研究についての調査を行うことができる．

審査の実際的手順ですが，まず研究者がそれぞれの研究機関において，倫理審査委員会に必要書類を提出します．この書類には申請書，実験計画書，被験者の公募資料，被験者への説明書と被験者の同意書が含まれます．

提出書類に不備がなければ，速やかに委員による審査に移ります．しかし，書類に不備がある場合には，書類の追記や再提出が求められます．審査によって研究計画が承認されれば，直ちに研究を開始できます．しかし，変更や条件付き承認と判定された場合には，その決定に真摯に従わなくてはなりません．

近年では多くの学術雑誌で，被験者保護に配慮することが論文掲載時の最低条件となっています．したがって，適切な手続きを経ずに人を対象とした研究が行われても，その成果は学術雑誌に掲載されません．

なお，人を対象とした研究のすべてが，倫理審査を必要としているわけではありません．「臨床研究に関する倫理指針」によれば，「ア　他の機関において既に連結可能匿名化された情報を収集するもの，無記名調査を行うものその他の個人情報を取り扱わないものであること．イ　人体から採取された試料等を用いないものであること．ウ　観察研究であって，人体への負荷を伴わないものであること．エ　被験者の意思に回答が委ねられている調査であって，その質問内容により被験者の心理的苦痛をもたらすことが想定されないものであること．」の4つ

を同時に満たすような場合には，倫理審査を省略できることが記載されています．

⑥ 利益相反

　広義の利益相反には，「狭義の利益相反」と「責務相反」の双方が含まれます．
　責務相反とは，兼業活動により複数の職務遂行責任が存在することによって，本務における判断が損なわれる，本務を怠った状態になっている，またはそのような状態にあると第三者から懸念が表明されかねない事態です．複数の業務が実施される場合，関連する個人，機関それぞれの利益が衝突することが生じ得ます．
　利益相反という言葉には，実際に弊害が生じていなくとも，弊害が生じているかのようにみられる状況が含まれます．例えば，ある薬剤の効果を科学的に検証する場合に，その薬剤を製造している会社から多額の寄付を受け取っていたとしたら，公平・中立な検証がされるか，疑問が生じます．もちろん，公平・中立に職務を遂行している場合には，無用な疑いをかけられること，混乱に巻き込まれることは不名誉なことです．このために最近では，研究成果の公表時に，利益相反の有無を自己申告するようになっています．

Key words

生命倫理 bioethics，法律 law，自己決定 self-determination，
研究参加 participation in the study，同意 consent，研究計画 research protocol，
資金提供 funding，利益相反 conflict of interest，
研究倫理員会 research ethics committee，ヘルシンキ宣言 Declaration of Helsinki，
世界医師会 World Medical Association（WMA），倫理原則 ethical principles，
人を対象とする医学研究 medical research involving humans

Key phrases

ヘルシンキ宣言に準拠していない研究成果は雑誌掲載が認められない．
Reports of research not in accordance with the principles of the Declaration of Helsinki are not accepted for publication.
研究参加にあたっては，患者から書面でインフォームド・コンセントを得た．
Written informed consent was obtained from all patients before participating in the study.
本研究は倫理委員会の許諾を得た．
This study was approved by the ethics committee.

本研究内容はオリジナルであり，他の雑誌には投稿していない．
None of the material in this manuscript has been published and is not currently under consideration for publication elsewhere.

3. 日常英会話におけるマナー表現

　マナーに適った英語表現を学ぶ前に，マナーとは何かを確認しておきます．英語の manners（複数形）は日本語の「行儀，作法」に相当し，one's manner, a manner は「身だしなみ，~に対する態度，物腰，扱い方」を意味します．こうしたマナーは，周囲の人々や向かい合う人への気遣いや配慮から生まれ，食事の作法，人前での行儀の形式，あるいは言語表現として現れます．

　ところが，国際的な集まりの場面では，自分の国で最適なマナーが他国の人々には失礼になる場合があります．例えば，食事の際の習慣的な器の扱い，食事の作法など，それぞれの国の文化や価値観の違いによるものが多くみられます．

　けれども，スープを音をたてて食べることに眉をひそめられることはあっても，人間関係に決定的な亀裂を生むことはないでしょう．注意しなければならないのは，言葉が誤解を生むことです．どのような場であっても，適切な行動と言葉が信頼関係を生むのであり，知識と教養ある人々 intellectual and educated people の集まりでは，なおさら重要になります．

　会話とは，お互いが摩擦を起こすことなく共存するための「潤滑剤」です．また，自分の意見に耳を傾けてもらうためには，まず相手の考えを聞くことが必要ですし，マナーに適う言葉はいずれ評価として自分に戻ってくるでしょう．つまり会話には，ギブアンドテイクの精神 a spirit of give-and-take を実現させる性質があると考えられます．

　それでは，具体的にどのような英語表現がマナーに適っているのでしょうか．皆さんのなかには，I'm second to none in English.（英語にかけては誰にも負けません）という方もいらっしゃるかもしれませんが，ここでは日常生活における基本的な表現を中心に，学会でも使えるいくつかの例を挙げてみます．

① 日常会話におけるマナー三原則

　どの国の人でも，感謝されること，丁寧に対応されること，何かに対する謝罪を嫌がる人はいないでしょう．まず，次の3つを大切にしましょう．

　　Thank you.（ありがとう．）
　　Please ~.（どうぞ~／どうか~／すみませんが．）

Excuse me. / Sorry. / Pardon.（すみません．）

（1）感謝の表現

　日本語で頻用される「すみません」という表現は，感謝と謝罪の両方に使われますが，英語では多くの場合，感謝の Thank you に相当します．例えば，ドアの前で人と一緒になったときの会話は次のとおりです．

　　A：Go ahead please. / After you.（どうぞ，お先に．）
　　B：Thank you.（すみません／ありがとう．）

「ありがとう」も場面と相手と感謝の程度によって使い分けます．軽い感謝の気持ちから，より強い感謝へと，思いつくままに挙げてみます．

　　Thanks. Please get me a coffee.
　　Thanks a lot.
　　Cheers.（イギリス口語．ちょっとした好意に対する感謝）
　　Many thanks. I owe it to you everyone enjoyed the party.
　　Thank you for your help.
　　Thank you very much for your e-mail the other day.
　　I really appreciate your introduction to some members at the banquet.
　　I deeply appreciate your advice when I was at a loss for an answer.
　　I am deeply grateful to you for a letter of invitation to the conference next year.

こんな感謝の表現もあります．

　　The conference this time would not have been the same without you.
　　（あなたと一緒でなければ，この度の会議はこれほど楽しくなかったでしょう．）

　多くの場合，Thank you だけで十分ですが，これらのように具体的に述べたほうが，相手に感謝の気持ちが伝わります．ただし，口調や相手によっては皮肉に聞こえる場合もあるので注意しましょう．

(2) please の意味はいろいろ

please は元来，ラテン語で「喜ばせる，満足させる」という意味の語に由来しています．直接的な表現でも，please を付ければ柔らかな印象を与えてくれる便利な語です．しかし，以下のように使い分けましょう．

i) 丁寧な命令文

先に紹介した Go ahead please. は，命令文 (go ahead) に「どうぞ」という please を付けて丁寧に述べる表現です．なお，同じ意味である (I go) after you. は命令文でないので，please を付けることはできません．

ii) 依頼する場合

例えばドアの前で重い荷物をもっていたときには，次のように please を使います．

　　Will you please help me with my baggage?
　　〔(どうか，すみませんが) 荷物をもっていただけませんか？〕

よほど親しい人なら，will you please なしでもよいのですが，人に依頼するときはほとんど，疑問文で please を入れるのがマナーに適っています．
また，強く依頼するときにも please は用いられます．

　　Please, don't speak in such a loud voice.
　　お願いですから，そんなに大きな声で言わないでください．

iii) 何かを勧められた場合

　　A: Would you like another cup of tea? (お茶のお代わりはいかがですか？)
　　B: Yes, please. I'm thirsty now. (ぜひお願いします．のどが渇いているので．)

Yes. と答えるだけではそっけなく聞こえます．また，Would you 〜という丁寧表現もありますが，これは後述します．

(3)"Excuse me"は「すみません」?

英語の sorry も日本語の「すみません」と同様に万能ですが、少なくとも、お礼をいう場合には日本流に sorry は使わないほうがよいでしょう。場面によっては謝罪の意味となり、責任問題が生じることにもなります。

レストランでウエイトレスに呼びかけるとき、道を尋ねるときなどに使う日本語の「すみません」は、英語では Excuse me に相当します。

「すみません ≒ "(I am) sorry." ≒ Excuse me, ~ ≠ Thank you.」であることに注意しましょう。

i) お詫びを言われたとき

A : Oh, excuse me. Didn't I step on your foot? (あ、失礼。足を踏みませんでしたか?)

B : Never mind. I'm OK. The train stopped suddenly. (ご心配なく。電車が急停車しましたね。)

駅の雑踏で人と肩が触れたとき、電車の中で相手の靴を踏んだときなどには、その程度によって"Excuse me.""Sorry.""Oh, I'm sorry.""I'm really sorry."と使い分けます。懇親会 banquet でお酒を相手の洋服にかけてしまったときは、心から謝罪しなければならないので、"I'm awfully sorry.""I apologize for ~ (理由).""Please forgive me."と断り、次の何らかの適切な行動をとるのがマナーです。

謝られたときは、"Don't worry.""That's all right.""No problem.""Not at all.""Never mind."などと言いますが、事柄が重大な場合には、遠慮なく"Oh, what shall I do? This is my mother's memento."(まあ、どうしましょう。これは母の形見なの。)など、適切な対応表現が必要になります。

ii) お礼を言われたとき

A : Excuse me, but is this the right train for Akihabara? (ちょっとすみませんが、この電車は秋葉原行きですか?)

B : Yes, it is. (ええ、そうです。)

A : Thanks. (ありがとう。)

B : Not at all. (どういたしまして。)

「どういたしまして」の別の表現として，"You are welcome.""Don't mention it."などがあります．

iii) 言われたことが聞き取れないとき

A：Pardon? Could you say your name again?(すみません．もう一度名前を言ってくださいませんか？)
B：I said Ms. Sally Woolf. Double "l" and double "o". It isn't spelled w-o-l-f, meaning wolf.（サリー・ウルフです．オオカミを意味する w-o-l-f とはつづりません．）

聴こえた振りをしていると，あとで大きなツケが回ってくるかも知れません．He who is ashamed of asking is ashamed of learning!（聞くは一時の恥，聞かぬは末代の恥）と言いますから．

② 挨拶

(1) 自己紹介

i) 初対面の挨拶

初対面の人に自己紹介 self introduction する場合，簡単に紹介するか，少し詳しく紹介するかについては，相手の立場と状況を考える必要があります．

A：Hello. Nice to meet you.（はじめまして：meet は初めて出会ったときに用いる）
B：Nice to meet you, too. / It's nice to meet you.
I'm glad to see you. / Glad to see you.

相手の言葉をオウム返しにすると失礼とされていますが，例えば返答の Nice to meet you, too. の you を強く発音するとよいでしょう．なお，How do you do? は最近はあまり使われません．

ii) 名前を名乗る・名刺交換

I'd like to introduce myself. / Let me introduce myself.（自己紹介させてください．）

"I want to introduce myself." は丁寧さに欠けます．逆に "May (Might) I introduce myself?" は，丁寧過ぎます．

　　　I'm Jiro Suzuki. / My name is Jiro Suzuki.（スズキ ジローと言います．）

　外国の人々の名前を一度で覚えるのは，なかなか難しいものです．相手もまた，同じように思っているでしょう．そのような場合，聞き直して発音をメモするのも失礼にはならないでしょう．あるいは名刺 card を渡して，"Here is my card. Suzuki is one of the most common family names in Japan." などと言います．
　英米人は名刺交換を日本人ほど頻繁にしませんが，学会参加では共通の関心・話題があるわけですから，パーティーや懇親会で交換するのも大丈夫です．名刺をもらいたいときは，次のように丁寧に言います．

　　　Could I have your card? / Could I exchange cards, if you don't mind?（よろしければ名刺を交換させていただけますか？）

iii) 詳しく自己紹介する

　時間があるようならば，出身や仕事について述べます．他に待っている人がいる場合は遠慮します．

　　A : I am from Kagawa Prefecture in Shikoku Island. Shikoku is not such a small island as the Beatles said "Let's buy this island", pointing a map when they visited Japan many years ago. I work a facility for the physically disabled persons as an occupational therapist. May I ask from where do you come?
　　　（四国の香川県から来ました．四国は，ビートルズが何年も前に来日した時，地図を指しながら「この島を買おう」と言ったほど小さい島ではありません．私は作業療法士として，身体障害者施設で働いています．どちらからいらしたのか，うかがってもよろしいですか？）
　　B : I am from USA. And, I am a staff of Rehabilitation Center of University of M., Columbia.（私はアメリカからきました．コロンビア州Ｍ大学のリハビリテーションセンターのスタッフです．）
　　A : I happened to look on a website, and knew activities of your center. I am happy to be acquainted with you. Well, it is the time to go to the reception

party. Shall we go now? I am expecting to talk with you if you please later. (偶然にも私はあなたのセンターの活動をウェブサイトで拝見して存じています．あなたとお知り合いになれてうれしいです．おや，レセプションパーティーが始まる時間です．参りましょうか？　よろしければ後ほどお話しできるよう期待しています．)

B: Of course. I'm also pleased to exchange information on rehabilitation with you. (もちろん．リハビリテーションの情報交換ができるとうれしいです．)

iv) その他の会話

例えば会話は，以下のように続けます．

A: Is this your first visit to Japan? (日本は初めてですか？)
B: This is my second visit to Japan. I stayed in Asakusa three years ago.
　　(二度目です．3年前には浅草に滞在しました．)
A: Asakusa is a fantastic place, I guess. (浅草はおもしろいところだと思いますが．)
B: Yes, it was. I enjoyed myself so much. After the conference is over, I'm going to visit there again. (ええ，本当に．とても楽しかったです．学会が終わったら，また行くつもりです．)

日本語の「思う」は便利な言葉ですが，英語では I think ~ 以外に状況に応じて動詞を選ぶ必要があります．I suppose ~, I reckon ~ なども覚えておきましょう．

(2) 人を紹介するとき

役職が上，年齢が上，女性を先に紹介するのが常識です．男性の場合 Mr. (ミスター)，女性は Ms. (ミズ) と呼びます．呼称については後述します．

(3) 中座するとき

席を離れることは，話をしている人や，同席している人に対して失礼にあたります．以下のように断ってから，席を立ちましょう．

I章　英語の文化を理解する

Excuse me, but I need to get back now to the reception desk.（受付に戻りますので，失礼します．）
I'm afraid I have to leave now (on urgent business).（（急用のため）失礼します．）

(4) 別れの挨拶

よく出会う人には次のように口語で言いましょう．

See you!（じゃあね！）
See you later.（後で会いましょう（予定があるとき）．）
Talk to you later.（後で話しましょう（話を中断するとき）．）
See you next week.（また来週．）
Bye now! / So long.（アメリカ英語：じゃあね．Bye-bye は子どもの表現）
Cheers!（イギリス英語：じゃあね．）
Take care!（気をつけて！）

少し親しくなった人や，敬意を表す場合には，例えば次のように言います．

It was nice meeting you.（お会いできてうれしかったです．）
It was nice meeting you. I hope to see you again soon.（お会いできてうれしかったです．ぜひまたお会いしたいです．）

最後の表現は，押しつけがましく受けとられることがあるので，あまり頻用しないほうがいいでしょう．

一日に交わす挨拶については，ここでは省略します．ちなみに Good morning. は I wish you a good morning. という祈願文の省略であり，Good bye. は，I wish God be with ye. の略で［God が good に引かれ，be と ye (you の古い英語) が bye となっている］，当時，旅に出る人の無事を祈って神の御加護を願った名残です．今でも世界中，場所によっては危険がたくさん潜んでいます．しばらく会えないであろう人，いつ会えるかわからない人に対しては，現代でも Good bye. と声をかけましょう．

(5) 再会の挨拶

i) 呼びかけるとき

　学会では，休憩時間に再び出会って話しかけたい人がいるかもしれません．そのようなとき，日本人ならば「〜先生」と呼びかけることが多いでしょう．日本では，教育者以外の職業（政治家や医師など）にも「〜先生」と呼んで敬意を表する風習がありますが，英語では職業を表す teacher は，呼称には使えません．職業やポストで呼びかけるのは日本語の特徴なのです．

　英語は少し面倒です．Jones さんという名前ならば，小学校から高校までの教員ならば Mr. (Ms.) Jones，大学の教授・准教授ならば Professor Jones と呼びかけることができます．しかし講師（米：lecturer, instructor，英：準教授 reader, senior lecturer）には Mr. (Ms.) Jones です．医師も含めて，専門分野での博士号をもつ人であれば，教授でなくても Dr. Jones と呼ぶのがマナーに適っています．

　日本語では「八百屋さん」「魚屋さん」など，職業をそのまま呼びかけることがありますが，英語にはこのような表現はありません（これも言語に文化が現れている一例でしょう）．参考までに，川端康成の『雪国』には，駅に止まった汽車の窓を下ろして，葉子が「駅長さあん」と呼びかける場面があります．これをサイデンステッカーは，「……the girl called to the station master as though he were a great distance away.」と訳しています．

ii) 久しぶりに会ったとき

　　A : Nice to see you again. (また会えてうれしいです．)
　　B : I'm happy to see you again. (私もうれしいです．)

以下のような口語表現もあります．

　　Long time no see. (see は二度目の出会いから．初対面は meet.)

相手の状態を聞く表現には以下のものがあります．

　　A : How have you been getting along (getting on)? (いかがお過ごしでしたか？)
　　B : I've been fine, thank you. (元気でした，おかげさまで．)

　　A : How's everything? (調子はどう？)

B：I can't complain.（まあまあってところ.）/ Couldn't be better.（絶好調！）

A：I haven't seen you for a long time. How have you been?（お久しぶりですね．いかがお過ごしでしたか？）
B：I've been quite well, thank you. In fact, I've concentrated on preparing the poster presentation at the next conference.（おかげさまでとても元気でした．次の学会のポスター発表の準備をしていました．）

③ 丁寧表現

　日本語の敬語のように明確ではありませんが，英語にも丁寧に述べるための表現があります．国際学会では多くの人々が初対面でしょうし，著名な人に出会う可能性もありますので，丁寧な言葉を用いるように（品格を疑われないように）心がけましょう．
　私たち日本人と同じように，どの国でも大らかな人，ざっくばらんな人，気むずかしい人がいるものです．親しくなっても特に年長者や女性，地位の高い人には，あまりなれなれしく振舞わないほうが賢明です．
　とはいえ，日常会話では少々くだけた言い方が好まれ，あまりにも丁寧過ぎると，相手の気分を害する場合もあるので，T.P.O.（time, place, occasion）だけでなく，相手の立場も考慮する必要があります．

(1) Could you 〜？

A：Could you speak slowly for me?（ゆっくり話していただけますか？）
B：Oh, I'm sorry. I tend to talk a little fast.（あら，ごめんなさい．私は少々早口なのです．）

　これには，for me を言い足すことで，こちらの英語力に問題があることが伝わります．
　Can you 〜？は，please と同じ程度で，親しい間柄で依頼する場合に使うのが無難です．

Can you help me with filling out an application form?（申込書を記入するのを手伝ってくれない？）

(2) Would you ～？

A：Would you mind my accompanying with you?（ご一緒させていただいてよろしいでしょうか？）
B：No, not at all. Let's go together.（もちろん．一緒に行きましょう．）

　Can I come with you? は少しくだけた言い方です．親しい人同士の場合，Would you ～が省略されて，Mind if ～？とも言います．なお mind は「気にする」という意味ですので，返事の Yes，No に注意が必要です．

A：Would you like another beer?（ビールをもう一杯いかがですか？）
B：Actually, I could do with another cold drink right now.（実は，他の冷たい飲みものがいただければありがたいのですけれど．）

(3) 相手に対して望むことがあるとき

原則として，I hope ～を用います．

A：I hope you have a good time here in Yokohama.（ここ横浜で，楽しくお過ごしください．）
B：Thank you. By the way, do you let me know some little-known hot spot here?（ありがとう．ところで，どこか穴場をご存じないですか？）

　また，次のような定型の言葉を先に言うことで，表現が丁寧で柔らかくなります．

Excuse me, ～．/ I'm sorry to interrupt you, ～．/ If you please, ～．/ If it is convenient for you ～．/ Do you mind ～？/ May I ～？/ I wonder if ～．/ I'm afraid ～．

④ body language に要注意

　コミュニケーションには言葉だけではなく body language（身ぶり）によるものもありますが，これもまた，文化や個人によって異なります．挨拶の手段として

握手，お辞儀，抱擁などはよく知られていますが，手や指の使い方が異なる場合もあり，時として大きな誤解を生む動作もあります．

特に表情や指の動作に注意しましょう．なかでも相手の話に相づちを打ったり，頷いて反応する動作がありますが，あまりに大きな相づちや，何度も頷くことは，わざとらしいと受け止められてしまうことがあります．特にこの動作は，日本人に多いといわれているので注意しましょう．

最後になりましたが，これらの代表的なマナー表現に加えて，国際的な場面では知っておいてほしい基本的な二つのことがあります．

まず，言語はそれを使用する民族の文化を表現していること，もう一つは，現存する言語のうち約 50％が絶滅の危機にあるということです．

世界の言語数について，UNESCO (United Nations Educational, Scientific and Cultural Organization：国際連合教育科学文化機関)は約 6,000 としていますが，3,000，8,000 という説もあります．この数の相違は，類似した言語を異なるものと捉えるかどうかによって生じています．現在，世界共通言語の役割を果たしている英語，さらに使用人口の多いフランス語も含めて，ヨーロッパの言語が地球上の言語に占める割合は 3％に過ぎず，残りの多くはアフリカ，アジア，中南米などの，特に少数民族の言語が占めています．

絶滅に瀕している言語を使っている民族は，いずれその文化をも失う可能性があります．私たちはグローバル化する世界で，そのような民族と出会い，未知の言語と文化に出会う可能性もあるわけですが，言語的側面からみれば，時として社会的に強い言語が弱い言語を吸収し，必然的に文化を消滅させることもあるのです．

いうまでもなく，すべての国の言語は美しいものです．英語を共通語とする場面でも，そのことを心に留めていることが，最もマナーに適っているといえるかもしれません．

コラム

英語以外の外国語を使ってみよう

清水雅子
元川崎医療福祉大学／大学院 教授
元北里大学 非常勤講師

　国際学会 an international conference の international (inter：〜の間＋national：国家の) という言葉からも明らかなように，そこには自国の文化や習慣を表す母国語をもった人々が参加しています．研究発表や質疑応答には英語が共通語として用いられるようになって久しいのですが，その他の場面で，それぞれの国の言葉で簡単なコミュニケーションを図ることによって，お互いに親近感が生まれ，理解が深まるチャンスとなるかもしれません．

　「日常英会話におけるマナー表現」では，基本的な英語表現を説明しましたが，それらを他の外国語で覚えて使ってみるのはいかがでしょうか．そして，アクセントや発音を直してもらうともっとよいでしょう．かつて私はスイスで「今日はどこに出かけるのか？」と問われて「ルツェルン (Luzern) に行く」と答えたのですが，いっこうに通じませんでした．何度か言い方を変えてみると，やっと"Ah, yah, Luzern!" とわかってもらえた次第．アクセントが 'Lu' ではなく 'ze' にあったのでした．その体験からもアクセントは重要だと思うのです．さらに，以下に紹介する国以外から来られた方々に，その国の言葉を教えてもらってはいかがでしょうか？　きっと international にふさわしい参加となることでしょう．

日常会話におけるマナー三原則 (thank you/please/excuse me)

日本語 Japanese	ありがとう	お願いします どうぞ	すみません
English 英語	Thank you	Please	Excuse me
French フランス語	Merci メルシー	s'il vous plait シルヴプレ	Excusez-moi エクスキュゼ　モワ
German ドイツ語	Danke schön ダンケ　シェーン	Bitte ビッテ	Entschuldigung エントシュルディグング
Italian イタリア語	Grazie グラッチェ	per favore ペルファヴォーレ	Scusi スクーズィ
Spanish スペイン語	Gracias グラシアス	por favore ポルファヴォール	Perdón ペルドン

Russian ロシア語	Спасибо スパスィーバ	Пожалуйста パジャールスタ	Извинит イズヴィニーチェ
Chinese（北京語） 中国語	谢谢 xièxie	请 qǐng	对不起 duìbuqǐ
Korean 韓国語	고맙습니다 カムサハムニダ	주십시오 チュセヨ	실례했습니다 シルレヘスムニダ

＊発音のカタカナは，言語に近いものを記載しました．また話し手の性別・状況等により，表記した以外の表現がなされる場合もあります．

II章　国際学会のルール

1. 国際学会はコミュニケーションの場

　医療においても，国際学会や研修などを通じた国際交流が増えてきました．もちろん，知識や技術の取得が重要な目的ですが，国際共通言語である英語を用いたコミュニケーションも重要な課題です．

　海外のリハビリテーションスタッフや医療関係者と知り合うことは，まず，友人をつくり交流の輪を広げられるという基本的なメリットがあります．初対面では自己紹介をしたうえで，少々会話を交わすことになるでしょう．また，国際学会で専門的内容の発表があると，その内容に意見がある人や詳細な情報を得たい人は，積極的に話しかけてきます．

　日本人は伝統的に外国人との交流に積極的でない傾向があり，国際的な舞台でも必要以上に口を開かないことが多いです．しかし，多くの欧米人は挨拶を交わした後，フランクに話しかけてきます．若い人が年配者に，あるいは地位が低い人が高い人へ遠慮なく話しかけます．そして，話しかけられた人は，丁寧に応答します．

　当たり前のことですが，このような英語での基本的コミュニケーションスキルが，まず求められるのです．

① わが国も国際化に向けた対応をとっている！

　皆さんもご存知のとおり，わが国における一部の有名企業の社長は外国人です．人材を国内だけでまかなうことは困難ということで，外国人を幹部として採用する企業が増えています．また，商事会社などは社員を現地の幹部として，海外に長期間派遣しています．つまり，日本と海外で人材を行き来させることで，国際化に対応しているのです．その結果，社内会議やメールはすべて英語で行うという会社が増えてきました．国内における日常の社会・経済活動においても，英語が日本語に次いで公用語になりつつあるかのようです．

　一方，教育現場に目を向けてみます．学習指導要領の改正に伴って，2012（平

成24)年から中学校の教育内容が変わりました．その結果，英語は毎週4時間が3年間にわたって続き，国語や数学といった他のどの教科よりも授業時間数が多くなったのです．

さらに，3年間で学ぶ英語の単語数は，従来の900から1,200に増加しました．高等学校においても，同様に2013(平成25)年4月から指導内容が変わり，教育目標を，「英語を通じて，言語や文化に対する理解を深め，積極的にコミュニケーションを図ろうとする態度の育成を図り，情報や考えなどを的確に理解したり適切に伝えたりするコミュニケーション能力を養う」と掲げました．そして，教育科目名も従来の「英語」「リーディング」「ライティング」ではなく，「コミュニケーション英語」「英語表現」と変わったのです．これは，これからの若い人には，ただ英語が読める，書けるだけではなく，英語で流暢にコミュニケーションがとれるようになることが必修化されたといえます．

医療という専門的な教育分野でも，外国人患者の増加，幅広い知識・技術の習得といった国際化に対応して，英語教育が熱心に行われるようになってきました．各大学や専門学校で，留学などの国際交流の機会が増えつつあります．さらに，医療英語教育を中心的に推進している日本医学英語教育学会によって，日本医学英語検定試験が開始されました．この検定試験は日本の医療・医学の国際化を普遍的に推進する目的で開始され，実用的医学英語能力が問われますが，誰でも受験できます．

このように多くの分野で，国際化に対する取り組みが行われています．今や，国際的な場で欧米人と対等に活動することはminimum requirement(必要最低限度のこと)として求められることなのです．

② 国際学会に参加しよう！

国際学会に参加する目的は，以下の4つにまとめられます．
① 海外のリハビリテーションスタッフあるいはその家族との交流
② 他の国の社会や文化に触れ，視野を広げるとともに，国際的なリハビリテーションスタッフのあり方を考える．
③ リハビリテーション一般の新たな知識や技術を習得する．
④ 自らが専門とする領域における最新の知見を得て，さらに，自分が行ってきたことに対する国際的評価を得る．

国際学会はこの目的を一度に達成できる貴重な機会です．特に国内で開催され

る国際学会では，渡航の時間や費用を節約できるため，お得です．ぜひ，参加してください！　自らの専門的知見や研究の経験がある方は，発表を目指してください！　発表を通して，相手にわかりやすく内容を説明し，意見を得て，さらなる向上に役立てていただきたいのです．

③ 準備を始めよう

　英語はコミュニケーションツールです．したがって，場面に応じて使えればよいのです．決して流暢な Queen's English である必要はありません．さまざまな場面で用いられる英語表現さえ身につけていればよいのです．また，国際学会当日までには，情報を得たり，発表演題を登録するなどのさまざまな作業があります．これらについては，以下でできるだけわかりやすく説明することにしましょう．

MEMO

2. 国際学会参加に必要な手続き

① 国際学会の情報を得る

　本項では，国際学会の参加に必要な最低限の準備方法を具体的に紹介します．
　まず，学会の情報を得ます．いつ，どこで，どのような目的で行われるか，プログラムや演題申し込み方法がどのようになっているか，すべての情報が学会のウェブサイトに記載されています．インターネットで学会のサイトを検索しましょう．
　例えば，World Federation of Occupational Therapists（WFOT）の第 16 回国際大会が 2014 年に横浜で開催されます．この学会の情報を得たい場合，インターネットに接続し，「WFOT 2014」と検索語の欄に入力すれば，学会のサイト（URL: http://www.wfot.org/wfot2014/）を見ることができます．このサイト上で学会参加までのすべての手続きが行われ，そして，新たな情報がアップデートされていきます．
　したがって，参加を予定する方はこのサイトを定期的に閲覧しましょう．本学会のように日本で開催される学会では，サイト上には日本語と英語の両方で記載されています．しかし，国際学会では一般的には英語のみですから，これを機に英語で国際学会のサイトを円滑に確認できるようにしてください．
　以下で，サイトに頻出する重要な英単語と，その意味を概説します．

② 国際学会でよく使われる語句

　一般的な国際学会のサイトでは，大きく invitation, outline of the congress, congress theme, organization, venue, links などのセクションに分かれて情報が記載されています．それぞれ「招待（挨拶）」「学会の概要」「学会のテーマ」「機構（主催組織）」「会場」，「その他のリンク情報」と訳されます．
　重要になるのは，outline of the congress に記されている基本情報です．dates は「開催日時」，venue は「開催会場」，official language は「使用言語」，secretariat は「学会事務局」です．これらの情報を入手し，さらに詳細な情報が必要であれば，事務局にメールで問い合わせるとよいでしょう．
　通常の国際学会では，英語で書いた e-mail で問い合わせを行います．通常は

担当者の名前が記されているので, "Dear Mr. / Ms. ○○," で書き出します.

③ 参加登録時に知っておくべきこと

　学会ホームページでの参加登録や演題申し込みを行ううえで, 知っておくべき重要な単語と手続き方法を説明します.

(1) 学会の参加登録 registration

　国際学会に出席するためには登録手続きが必要です. 多くは事前登録 pre-registration がホームページ上で行われます. その際, 登録用紙 registration form に住所 address, 氏名 name, 所属 affiliation を記載します. 自分の勤務先, 住所を英語で表現できるようにしてください. また, 参加費 registration fee を支払わなければならないので, 金額と支払い方法を確認します.

(2) 演題 paper

　発表 presentation を予定する場合には, 演題募集 call for papers の欄を確認してください. 招待口演は個別に演者に連絡がいくので, 多くの方は一般演題 free paper session に登録すると考えてください.
　一般に, 口演発表 oral presentation とポスター発表 poster presentation があるので, いずれかを選びます. 演題の登録ですが, 演題名 title や抄録 abstract を e-mail で事務局に送り, 事務局の審査で採否が決定されます.
　その手続きは online submission 欄で行いますが, 締め切り closing date/deadline for submission までに送付しなければなりません. 抄録では, 演題名と著者名の記載方法と字数制限が定められています. 例えば maximum of 250 words と書いてあれば, 250 単語以内ということです (文字数ではないことに注意!).
　それぞれの発表はプログラムで決められた時間帯 session 内で行われます. テーマごとに session が区切られていることがありますので, どの session での発表を希望するかを, あらかじめ記載する学会もあります.

④ その他に確認すべきこと

(1) 公式行事

　学会では開会式 opening ceremony や閉会式 closing ceremony の他に，歓迎パーティーや懇親会などが開かれます．これらは，各国の研究者や参加者と親交を深める最大のチャンスです．通常は立食パーティーで行われますが，これもほとんどが事前登録制です．

　初日，あるいは前日夜に歓迎パーティー welcome party が行われ，会の中日や終わり間近に懇親会 banquet/conference dinner が開かれます．参加にあたって，服装 dress については，正装 dress up/business attire，普段着 casual 等の注意が書かれていますので，事前に確認してください．

(2) 宿泊

　国際学会では，宿泊施設の案内があり，学会参加とともに宿泊の有無が確認されます．もちろん，価格や場所などで選択できるようになっています．通常は accommodation または stay の欄に記載されており，ホテルリストで，場所 location，シングルやツインといった部屋のタイプ room type，値段 room rate が記されています．なお，国際学会では米ドル単位 (USD) で価格が記載されることが多いです．その際，特記事項 special requirement として，喫煙室 smoking room か禁煙室 non-smoking room か，誰と宿泊するか share with ～などを記載する欄もあります．

(3) 観光やイベント

　海外からの参加者は，せっかく来たのだから近くを観光して，あわせて行われるイベントに参加したいと考えます．学会では，会期中に家族が参加できるような観光企画や学会後に足を運べる post congress tour を用意しています．

(4) その他

　学会開催中の昼食は，多くの場合は学会会場で用意されます．なかには宗教的理由などで食事に制限がある人 (菜食主義者 vegetarian など) がいます．このよう

な場合，食事についての要望 dietary requirement として，事務局に事前に連絡してください．

また，身体に障害がある場合は，配慮や手助け disability assistance が必要であることを連絡したほうがよいです．これらの配慮は通常の国際学会で行われているため，登録時に記載する欄を確認してください．

⑤ 国際学会に参加登録してみよう！

ホームページ上で必要事項を入力すると，内容が一覧として示され，確認画面 confirmation になります．内容に変更点がなければ，そのまま登録 registration を行ってください．

せっかくの機会ですので，ご家族や職場の友人と参加することをお勧めします．会話の幅が広がるばかりか，仕事の話だけでなく，家族同士の気さくなコミュニケーションも誕生するでしょう．

MEMO

3. 医療英語論文を探そう

　学会で演題を発表する場合には，研究の準備をしなければなりません．特に国際学会では，主たる研究内容に関する英語論文を複数読む必要があります．まずは，当該論文を探す方法をご紹介します．

① 英語論文を探す前に

　皆さんは，ある患者さんにどのような治療法や訓練法を選択すればよいか迷っているときに，教科書などの書物を調べると思います．しかし，希有な事例や最先端の内容については，国際的な学術論文を調べなければなりません．また，自らが研究しようとする内容については，類似研究がなされていないかを国際的に確認しなければなりません．すなわち，何がどこまで明らかにされているかを確認したうえで，取り組む必要があります．
　そこで本項では，論文の種類を理解していただくとともに，インターネットで医療英語論文を探す方法について概説します．

② 論文の種類を理解する

　いざ論文を読むにあたっては，その種類と記述スタイルを把握しなければなりません．論文の種類は以下の3つが代表的です．

(1) 原著論文 original article

　新しい研究成果についての報告です．仮説を証明するために行った実験的研究や，多数の臨床例を対象とした臨床研究などが含まれます．
　通常は緒言 introduction，対象および方法 materials and methods，結果 results，考察 discussion，文献 references の順で記載され，冒頭に抄録 abstract があります．
　データや新たな研究方法論などをいち早く報告する場合は，短報 brief reports/short reports として分類されています．

(2) 症例報告 case report

　主として実務現場における事例を報告するものです．患者についての一般的な経過ではなく，その病気や状態についての新たな知見，稀有な病態，新たな治療方法といった科学的価値があるものが掲載対象となります．
　緒言では，当該症例における新規性や重要性がどこにあるかが示され，原著論文での「対象および方法」，「結果」に相当する部分に，当該患者の情報が記載されています．

(3) 総説 review article

　ある事象や疾病についての情報を総合して要約したものです．これまで報告されてきた情報をまとめたものであり，科学的かつ客観的に記載されています．
　ある事象や病気などについて総合的な情報を得たいときは，まず総説を読むことをお勧めします．

③ 英語論文の探し方

　医療英語論文は，英文の教科書やその引用文献一覧から探すことができます．しかし，教科書は最先端の内容が記載されているとは限りません．したがって，新しい内容を含めて論文を探すには，インターネットを利用します．
　和文雑誌の検索データベースで広く知られているのは「医学中央雑誌」です．これは医学中央雑誌刊行会が発行するもので，国内の医学，薬学，歯学などの文献について書誌事項と一部抄録が掲載されています．
　以下では英語文献検索のデータベースを紹介します．

(1) MEDLINE® : PubMed®

　MEDLINE®は英文雑誌のデータベースとして最もよく知られているものです．これは，米国国立医学図書館 National Library of Medicine が運営し，1946年以降に出版された約5,600の生物医学関係の学術雑誌のなかから，1,600万以上の論文とその抄録が登録されています．MEDLINE に収載されている文献の多くは学術雑誌ですが，米国国立医学図書館の編集担当者が必要と判断した少数の新聞，一般雑誌，ニュースレターも含まれます．

日常的には，MEDLINE を主なソースとした検索サービスである PubMed によって，インターネットを介した論文検索が可能です．これは，米国国立医学図書館が無償で提供しているサービスで，世界中からアクセスできます．
　したがって，自分のパソコンでまず PubMed® を検索してください．そして，PubMed 上でいくつかのキーワード（探したい文献に含まれる主な英単語）を入力すると，該当する論文が一覧となって表示されます．基本的に雑誌名，ISSN 番号（国際標準逐次刊行物番号 International Standard Serial Number：個々の刊行物に流通の円滑化，利用の促進を図るために設けられた国際的識別番号），論文タイトルの略称が記されています．抄録がある論文は，それを閲覧することができます．また，一部の論文は full text（全文）へリンク可能となっており，インターネット上でダウンロードできます．

(2) Web of Science® : Science Citation Index Expanded

　その他の文献検索用データベースとして，Web of Science® があります．これは，Thomson Reuters 社が提供する学術文献検索・引用データベースです．数千の学術雑誌，書籍，シリーズタイトル，報告書，会議などの中から収集した情報を収録した 7 つのデータベースから構成されています．
　その 1 つである Science Citation Index Expanded は，科学雑誌文献の学術的検索ツールです．150 以上の科学分野における 6,650 以上の主要な学術雑誌の論文が収載されており，これらの論文を引用した文献も収載されています．有料データベースですので，医学系大学や研究機関で利用することをお勧めします．

(3) The Cochrane Library

　コクラン・ライブラリー The Cochrane Library は，ヘルスケアに関するエビデンスを集約したデータベースです．数百件の疾患や症状，外傷（交通事故など）や代替医療についてのエビデンスが検索できます．これは，診療に関するエビデンスを利用しやすいように準備することで，医療関係者を中心としたユーザーが，エビデンスに基づく医療 evidence based medicine を実践できるようにサポートすることを目的としています．
　1992 年に英国で開始されたコクラン共同計画の実践のために発行されたもので，3 カ月ごとに内容が更新されます．これも有料データベースで，契約して利用することができます．

④ まずは探してみよう！

　自分が興味をもった内容について，まず英文論文を探してみてください．興味のある病気や訓練方法について，キーワードを英語で書き出してください．

　インターネットでPubMedを開き，早速文献を探してみましょう．多数表示された場合は，より細かいキーワードを追加することで，論文を絞ってみてください．

　興味をもつ論文がありましたら，ダウンロードしてみましょう．ダウンロードできない場合は，医療系大学や研究機関の相互貸借システムを利用して当該論文を取り寄せてみましょう．

MEMO

4. 英語論文の読み方：参考論文を読むために

　前項では論文の探し方をご紹介しました．次に，英語論文を読む際のコツを伝授します．検索して見つけた論文に，自分が探していた内容があるかを確認する必要があります．論文をさっと読んで，簡単に内容を把握できる方法を紹介します．

① まず，タイトルと要旨を読む

　タイトルは，著者が論文で述べていることが読者に伝わるように簡潔的かつ印象的に記されています．ですから，検索ツールでキーワードを入力して，タイトルの一覧が表示されたときに，まず自分が読みたい論文かどうかをスクリーニングすることができます．

　しかし，興味をもつ分野が同じでも，どこに重点をおくかで内容が異なってきます．また，ある疾患について書かれている論文でも，どのような患者さんを対象にした検討なのかによっても，自分の意図する論文とは異なることがあります．そこで，それらについて抄録 abstract を読んで確認します．

　抄録とは，要旨とも呼ばれていますが，その論文の要約のことです．論文全体から，必要最低限の部分を抜き出したまとめのことです．

　皆さんは臨床現場で，患者さんの病歴要約（サマリー）を作成することがあると思います．毎日の経過が細かく記されている膨大な診療録（診療記録）の内容を，即座に理解することは不可能です．サマリーは，転院時や退院時などに1枚にまとめることで，概要を把握できるようにしたものです．その際，病名だけでなく，患者さんの背景，入院後の経過，現在の状態，今後の課題などを記します．

　これと同様に論文の抄録は，当該研究の目的，対象および方法，結果，考察などをそれぞれ簡単に記してつなげたものです．近年では抄録が，目的 objective, 対象および方法 materials and methods などのように形式化されて記される場合が多く，これを，構造化された要旨 structured abstract と呼ばれています．

　抄録には字数制限があり（200 words など），決して長くは記載されていません．また，略語は使われず，要旨のみを読んでも十分に内容が理解できるように配慮されています．したがって，医学英語辞書を片手に読み進めても，比較的短時間で読むことができます．

まず要旨を読むことで，探していた内容が含まれているかを確認してください．もし，その後に当該論文の全文を読むことになれば，おおまかな内容が把握できたわけですから，全文読解の一助となります．

②　全文を読むうえでのコツ

長い英文を読むことに抵抗を感じる人が多いと思います．しかし，医学英語論文の構成を考え，それぞれのパートの役割を理解すれば，パターン通りに読み進めることができます．

(1) 緒言 introduction

緒言とは，前書きに相当する部分ですが，当該研究が行われた背景が記されています．まず，ある疾患や研究について，現在までにわかっていることが概説されています．そして，そのなかでは，「～については解明されていない」「～についての報告はない」といった問題点が挙げられます．そこで，「～について解明するために研究が行われた」「新たな～がわかったため紹介する」というように，研究の目的が記されています．

(2) 対象および方法 materials and methods

対象および方法は，当該研究が実際にどのように行われたかを示すもので，後に続く結果 results と対になる重要な部分です．すなわち，研究対象は何か，どのような機器が使用されたか，どのようにデータが集められたかなどが記されています．

論文を読んだ人が，同じ研究を続けてできるように書かれることが基本となっています．

(3) 結果 results

前項の，対象および方法によって導かれた結果が記されています．結果は，論文のなかで最も重要な部分であり，著者が強調したいことが重点的に記されています．

もちろん，ただ文章で結果を羅列しても，読者にとっては印象が薄く，また，

どこが重要なポイントなのかがわかりません．したがって，重要な結果は一目でわかるように図表や写真で示されるのが一般的です．

図表には，その下に説明文 legend が附記されていますので，この説明文を読むだけで図表の内容が理解できます．結果のなかで最も重要な点は要旨にも記されていますから，要旨と図表（および附記されている説明文）を読むだけで，著者が強調したいことは十分に把握できるのです．

もちろん，この項目には，多くの結論が含まれています．一つひとつ説明することができない場合には，図表によってそれらをおおまかに示し，具体的な数字を割愛していることもあります．

結果のなかで，グループごとの比較をして結論を出す場合に，統計解析が行われます．統計解析で目にするのは，$p < 0.05$，または，統計学的に有意 statistically significant という表現です．

p は確率 probability の頭文字です．これは，比較するもの同士に差がないと考える確率が 5% 未満であること，すなわち比較した両者間には，統計学的根拠をもって差があるということです．したがって，このような解析が行われた部分も注目すべきであり，著者が強調したい結果が含まれているでしょう．

結果では，緒言のなかで示されている目的に，最も近い答えを探すことが重要です．

(4) 考察 discussion

得られた結果に基づいて，既存の研究成果などと対比しながら解釈を行う部分です．論文のなかで長さが最も長い部分です．段落ごとに話題を決めて，当該研究の結果がどのような意味をもつかが書かれています．したがって，それぞれの段落ごとに，何について述べられているのかを，まず把握してください．

各段落では，始めの 1～2 行が最も重要です．英語は日本語と異なり，著者が最も伝えたい文が最初に来ます．これを主文 topic sentence と呼びます．そして，それに説明を加える支持文が後に続きます．もちろん，結果で強調された内容や図表で重点的に示された内容については，多くのスペースをとって考察されているはずです．

考察の最後は，結論や結語になっています．論文全体を通して著者が最も結論づけたいことが，簡潔に示されています．もちろん，緒言に示された目的に対する答えが書かれているはずです．

(5) 素早く読むコツ

　以上，論文を読む際のポイントを示しました．短時間で論文の内容を把握するには，論文の構成を考え，効率的に読むことが重要です．改めて，そのコツを示します．
① abstract を読む．
② results の図表と説明文を読んで，内容を把握する．
③ discussion 内の結語を読む．

　以上です．一つひとつの単語を辞書で調べながら読んでいくよりも，このように論文のポイントを探しながら理解していくほうが効率的です．
　もちろん，自分も同様な研究を実施するので詳細に方法を確認したいとか，得られた結果について納得がいかないといった場合には，細部まで時間をかけて読んでください．そのことが，大きな発見や次の研究への大きなステップになるでしょう．

MEMO

5. 研究発表・論文は title（表題）で注目される！

「タイトル title と抄録 abstract で研究発表・論文は決まる」と言っても過言ではありません．というのも，特に多くの研究が発表される国際学会や外国の専門誌・学会誌では，査読者や編集責任者がまず目にするのはタイトル（表題）であり，それが，「その人たちに興味をもってもらえるか，無視されるか」の分かれ道になるからです．

このことは，読む側の立場で考えてみるとよくわかるでしょう．多くの人は学会のプログラムを見たり論文を探すとき，まず自分の関心のある，あるいは必要とするタイトルを探します．そして論文であれば，キーワード key words で内容を推測し，次に抄録を読み，さらに関心をもてば考察，最後に本文を詳細に読む，という順に進むからです．

研究者は，自分のために論文を書き始めますが，途中で読む人の目を意識するようになります．なぜなら提出した研究発表内容や演題登録の書類が査読者の審査を通過した後，多くの読み手に読んでもらいたい，発表を聞いてほしいと思うからです．

以上の点から，タイトルはとても重要な意味をもちます．けれども，奇抜でセンセーショナルなものが適切というわけではありません．研究内容を推測できる，簡潔でしかも具体的なタイトルが，人々をひきつけることにつながるといえます．そのために，次のような基本的事項に注意しましょう．

① タイトルに関して知っておくべき約束事

(1) 語数

英語のタイトルでは，一般に語数は 4 ～ 13 語程度までとすると伝わりやすくなります．メインタイトルで内容が十分伝えられない場合，サブタイトルで補います．

長々しいタイトルは，それだけで読み手は興味を失ってしまいます．しかし，短か過ぎると具体性を欠き，不明瞭になります．例えば，"The present state of welfare in Japan（日本における福祉の現状）"というような短いタイトルは，壮大ではあるものの具体性に乏しく，よいタイトルとはいえません．

(2) テーマの明示

新しい情報(知見)が提供されていることを示す必要があります．

(3) 内容(目的，研究方法)の明示

キーワードをいくつか含めるようにします．ただし，本文中で論じられていない内容の用語を使ってはいけません．

(4) 簡潔性

客観的事実を対象とする科学領域の文章は，簡潔であることが求められます．障害者を対象とするリハビリテーション分野の学会発表や研究発表といった場合でも，それは同じです．

情緒的な言葉やあいまいな言葉，無駄な言葉は避けるべきです．また，語彙を選ぶ場合には，日本語と英語のズレに注意しましょう．その際英字新聞の見出しは参考になるでしょう．

タイトルの書き出しにも注意が必要です．A study of ～，An inquiry of ～，An investigation of ～，A research of ～など，これらには多少のニュアンスの違いはありますが，論文は性質上すべて研究や調査ですから，望ましいとはいえません．また，研究方法の性質を表すために A comparative study ～，A phenomenological study ～としているタイトルもみかけますが，これも同様です．論文をインターネットで検索した際，類似するタイトルが検索結果に多数並んでいると，読んでもらえなくなる可能性も高まります．

最後に，日本人は"of"を多用しがちですが文章が冗長になってしまうため，多くても 2 つ以内にして，表現を工夫しましょう．

② 実例で学ぶタイトルの書き方

それでは，どのようなタイトルが読み手に的確に伝わるのか，実例を挙げて検討してみましょう．以下のタイトルはすべて，日本語論文の英訳です．

例1

作業療法が身体障害者に与える影響
The influence that physically handicapped persons are given by their occupational therapy

問題点と解決

① 関係代名詞の使用は OK ?

「タイトルは簡潔であるべし」の原則からいうと，関係代名詞 that を用いる文章は冗長になります．しばしば，How does occupational therapy influence on disabled persons? など，疑問形の表現もみかけますが，通常，論文タイトルを文（フレーズ）にはしません．

② The influence の定冠詞 the は必要か？

ここでは，意味を限定する句 of ~（後で訂正します）が後置されるので，定冠詞を必要とします．

③ 「影響」の訳語として influence は適切か？

本文の内容によりますが，ここでは問題ありません．特定の効果があったときには，effect または efficacy とします．effect, efficacy と influence には次のような違いがあります．

effect, efficacy：ある原因が影響を及ぼして必然的，直接的に効果・結果を生じる場合〔例：the effect of the drug（薬の効き目）〕

influence：人や事柄に対して間接的に影響，作用し，感化する力があった場合〔例：the influence of the television on children（テレビが子どもの行動，考え方などに何らかの影響を及ぼしている）〕

④ give は正しい？

ここでの given は正しくありません．「~に影響を与える」に相当する英語の語彙選択時には，日本語と英語のズレに注意しましょう．

⑤ their の使い方は正しい？

their occupational therapy は「彼らが行う作業療法」の意味ですが，この their は不要です．

⑥ 「障害者」に相当する適切な英語は handicapped person か？

最近では，障害の英訳は disability が一般的です．したがって，個々の障害者は a disabled person，集合的には the disabled といいます．disable people は口語的で，論文には不向きです．

なお，特定の障害をもつ人を表す場合は，a person with ～（障害名）とします．最近よくみかける the challenged という言葉は，神から与えられた試練（障害）に挑戦するというニュアンスがあり，欧米のキリスト教的な宗教概念をもたない日本人には不自然であると受け止める方もあるようです．

⑦始めの語だけ大文字？

投稿誌，学会の規定に従ってください．すべて大文字の場合や，前置詞・冠詞・所有代名詞以外は大文字という場合もあります．

タイトル変更案

A. The influence of occupational therapy on the physically disabled

---

例2

自閉症にみられる問題行動の要因と作業療法による支援のあり方
The factors of the problem behaviors seen by autism and the way of the support with occupational therapy for them

問題点と解決

①行動に相当する英語は behavior でよいか？

よい語彙選択です．act や action は，ある目的をもつ意識的・積極的行動を示します（act は1回だけの行動）．behavior は，性格・修業・（家庭）教育などが表れる自然的・無意識的行動のことです（不可算名詞のため，s をとります）．

②自閉症に「みられる」は seen ？

これでは，自閉症という病名が何かを見ることになってしまいますので，例えば「自閉症児」とすべきです．自閉症児の英語は，autistic children あるいは children with autism です．ここでは前に problematic という形容詞を用いることとしますので（変更案参照），autistic を避けて with autism としました．また，日本語に「みられる」とありますが，論文の著者が「見た」「観察した」というニュアンスの see や observe は省略します．

③the support は適切か？

特定の支援内容が明示されていないため，ここでは別の表現とします（変更案参照）．

④「あり方」は the way ?

あり方という日本語はあいまいであり，原則か具体的方法か，あるいは事に当たる態度なのかは，このタイトルだけでは読み取ることができません．

⑤ for them は必要？

本例では children with autism 以外の対象者はいないので，不要です．

タイトル変更案

A. Factors affecting problematic behavior in children with autism and some supportive occupational therapy techniques

---

例3

認知症高齢者に対する作業の効果－作業別の主観的 QOL の比較－
Effects of activities on senile dementia patients
- the comparative effects upon the subjective QOL in each activity-

問題点と解決

①日本語タイトルがわかりにくい？

作業をするのは誰でしょうか？「～に対する作業」は誰かが認知症高齢者に対して作業をする，という意味にもとれます．作業をするのが認知症高齢者であれば，「対する」よりも「おける」のほうがわかりやすいでしょう．

英語タイトルをこのままにするには，「認知症高齢者における作業の効果」あるいは「作業が認知症高齢者に及ぼす効果」とすればよいでしょう．

②作業は activity ?

日本語の「作業」の意味が，作業療法の作業なら occupation, occupational works, 労働なら works, working, 活動なら activities を使います．

③語の反復，重複を避ける？

日本語タイトルでは「の」が3回，「作業」が2回使われ，英語では effects が2回使用されており，工夫が必要です．メインタイトルにサブタ

イトルを入れ込んでしまえば解決します．
　　また，on と upon が併用されていますが，どちらかに統一する必要があります．通常，on を使用します．
④用語と記号について
　　サブタイトルを示す「‐（ハイフン）」はわかりにくいです．「―（全角ダッシュ）」や「：（コロン）」を使用します．また，通常サブタイトルの後には「‐」「―」は入れません．

タイトル変更案

A. The effects of different activities on the subjective QOL of senile dementia patients

---

例 4

作業療法士の学習動機付けと職業志向〜経験年数の比較〜
A study of therapists' motivation of learning and occupational intention Comparisons by years of experiences

問題点と解決

①英語のメインタイトルとサブタイトルの区別は？
　　英語のメインタイトルとサブタイトルの間には記号が必要で，：（コロン）か―（全角ダッシュ）を入れます．あるいは，タイトルを 1 つにまとめて簡略化します．
　　また，日本語のサブタイトルの〜は，―（全角ダッシュ）とします．日本語タイトルを「作業療法士の経験年数による学習動機付けと職業志向における変化」と変えてはいかがでしょうか．
②経験年数の比較？
　　「経験年数の比較」という日本語が不適切です．比較するのは経験（職業に従事した）年数による学習動機付けと職業志向なので，in relation to career length としましょう．
③英語タイトルの始まりは？
　　すでに述べたように，A study of 〜 という表現は一般的すぎるので避

けるべきです．サブタイトルの comparison をメインタイトルに移して A comparative study of 〜とすることもできますが，これも望ましくありません．日本語タイトルと同じように，単刀直入な表現がよいでしょう．

④ motivation of は正しい？

motivation という単語は，後ろに名詞がくる場合は前置詞 for を，動詞がくる場合は to をとります．したがって動名詞 learning をとる場合には，motivation for learning となります．

⑤職業志向は occupational intention ？

occupational という語にはいくつかの意味があるので，特に職業を意味する vocational あるいは professional を使うとよいでしょう．

なお，すでに作業療法士として働いている人々に対して「志向」という日本語自体が適切かどうか，確かめる必要があるかもしれません．

....

タイトル変更案

A. Changes in relation to career length regarding professional motivation for learning occupational therapy

---

例5

精神障害者への健康管理プログラムの持続的効果
－身体・認知指標及び認知機能による比較－
Long-term effect of a health care program on patients with mental illness
: A comparison of body index, cognitive index, and cognitive function

問題点と解決

①サブタイトルの：（コロン）の位置は正しい？

サブタイトルの部分で行が改まる場合には，：をメインタイトルの最後に移してください（この場合は A comparison が2行目の書き出しとなります）．ただし，本例の変更案ではメインタイトルとサブタイトルをあわせた例を紹介します．

② , and の ,（コンマ）は必要？

サブタイトルの ,and cognitive function は and cognitive function としま

す．andの前の，は不要です．

タイトル変更案

A. The long-term effects of a health care program on physical health and cognitive function in patients with mental illness

■本項および次項6で紹介しましたタイトル例，抄録例は，川崎医療福祉大学リハビリテーション学科 土屋景子准教授にご協力いただきました．お力添えに感謝申し上げます．

6. 研究発表・論文は abstract（抄録）で評価される！

　研究内容を発表する際に最も大切な部分は，抄録 abstract であるといえます．抄録には本文にある要素（テーマ，目的，研究材料・方法，結果・考察，結語）のすべてが含まれていて，抄録を読めば全体像がわかるからです．

　時間に追われる研究者や実践者は，抄録（特に英語を始めとする外国語で書かれたもの）を多く読むことで，多くの知見に接することができます．抄録は論文にとって命ともいえるものです．

　抄録を上手に書くためには，多くの英語論文のタイトルと抄録に目を通し，真似てみるのが何よりの近道かもしれません．そして実際に自分で書いたものを，周りの人にみてもらうとよいでしょう．

① 形式が重要

　優れた内容の研究発表・論文執筆を心がけることはもちろんですが，形式を無視してはなりません．学会や専門誌，それぞれによって形式や表現基準は異なるので，発表・投稿先のルールに従って基本的事項を守ることが，最低限必要です．

　例えば，少々極端な例ですが，学会発表の abstract では冠詞をすべて省略するという基準を設けている海外の学会もあります．おそらく抄録を短くすることで，できる限り多くの研究者に発表の機会を与えるためであると考えられます．

（1）抄録の構成要素

　最も重要なことは，以下の項目がすべて，要領よく含まれることです．
　　　目的 objective（テーマ theme を含む.）
　　　対象・方法 materials・methods
　　　結果・考察 results・discussion
　　　結語 conclusion

（2）フォントのサイズ

　学会・投稿誌の規定に準じます．

(3) 語数

通常は100～200 wordsですが，学会や投稿誌によって異なります．

ただし，必ずしも最大限度の語数まで書く必要はありません．英語にしても日本語にしても，びっしりと文字が埋まった文章は，なかなか読む気にならないものです．

査読者が抄録を目にして，すぐに「読もう」という気になってもらうためには，むしろ少しくらい余白があるほうが無難です．水墨画や書道のような余白の美を意識してみてはいかがでしょうか．

(4) 英国語か米国語か

学会や投稿誌が属する国がどこであるかにより，表現が幾分異なる場合がありますので，注意してください．

② 抄録の留意点

多くの場合，査読者あるいは編集者が採用・不採用を決める基準にするのは，抄録であると意識して執筆することが必要です．以下のことに留意してください．

① タイトルと同様，本文で論じられていない内容が抄録にあってはなりません．
② それぞれの項目を関連づけて一貫性をもたせます．テーマを過去の事例などをふまえて明示します．方法を具体的に述べ(実験・調査方法，データ処理法など)，得られた結果に基づいて結論を導きます．
③ 時制は，結語のみ現在形，その他の部分は過去形で書きます．
④ 目的，対象・方法，結果・考察，結語の分量のバランスをとります．方法は手短かつ具体的に述べます．結果の分量が最も多く，少ないのは結語です．結語部分では予測や期待を述べないようにします．
⑤ 簡潔な表現：科学分野の論文は簡潔であるべきです．文は書き手の考えを表す最小単位であって，主部と述部の関係が明晰であること，文と文の連結が論理的であることが求められます．この結果，一貫性のある抄録となります．
⑥ 人称主語はIも可能ですが，通常weを用います．一見客観的にみえるThis study shows～という表現は，Our study shows～のほうがよいでしょう．

これらに留意しながら，以下に抄録の実例(日本語論文に付された英文とタイ

トル）を，日本文と照らしながら検討します．

抄録は本文のまとめであり，キーワードは抄録にある語から選ばれていて，タイトルにはキーワードが含まれます．したがって，抄録，キーワード，最後にタイトルの順に，また抄録は，構成要素に分けて検討します．

なお，原則として，日本文には訂正を加えないこととします．また，原文を尊重し，最小限度の訂正にとどめました．みなさんはどの部分が疑問に思うでしょうか？　実際に下線を引いてみてください．

例1

学年進行が作業療法専攻学生の思いやり行動に及ぼす影響
Influence of prosocial behaviors with the progression of grades in occupational therapy students.

キーワード：思いやり行動，教育，コミュニケーション，社会性，臨床実習
prosocial behaviors, education, communication, sociality, clinical internship

抄録

作業療法専攻学生を対象とし，学年進行が思いやり行動の生起に影響を及ぼすか検討した．思いやり行動を調査するために，愛他行動尺度と向社会的行動尺度を103名の学生を対象に実施した．また，思いやりの気持ちの増減についても質問紙により調査した．一年次から二年次に学年進行することにより，両尺度ともに有意な差は認められなかった．三年次から四年次に学年進行することによっても，有意な差は認められなかった．しかし，両学年共に，思いやりの気持ちの増加は認められた．本研究によって，学年による作業療法教育は関係なく，思いやりの気持ちが生じても，必ずしも思いやり行動に結びつかないことが示された．

Abstract

The purpose of this study was to investigate whether prosocial behaviors could be increased with the progression of grades in occupational therapy students. For measuring prosocial behaviors, questionnaires including the self-report altruism scale and a prosocial behavior scale for students were administered in 103 students.

> The sympathy with someone to have trouble was also investigated by self-administered questionnaire. By progression from first grade to second grade, two scales of prosocial behaviors were not significantly changed. Progression from third grade to fourth grade also did not elicited change of two scales significantly. However, most of the students perceived increase of the sympathy with the progression of grades. The present study showed that sympathy was not always linked to prosocial behaviors regardless of education program for each grade.

（1）抄録の検討

i）目的 objective

> 作業療法専攻学生を対象とし，学年進行が思いやり行動の生起に影響を及ぼすか検討した．
>
> The purpose of this study was to investigate whether prosocial behaviors could be increased with the progression of grades in occupational therapy students.

問題点と解決

① prosocial behaviors は一般的な英語表現か？

「人の力になる，社会的に受け入れられる行動」という意味の心理学用語ですが，作業療法の分野でも同じ意味で用いられますので，OK です．なお，behavior は不可算名詞なので，prosocial behaviors の s をとります．

② 学年は grade でよいか？

grade は小・中学校の学年を表します．高校・大学生は year です．4年制大学の場合，1年生 freshman, 2年生 sophomore, 3年生 junior, 4年生 senior という表現も使われます．

③「生起する＝現象が生じること」に相当する英語は？

ここでは increase が用いられていますが，bring や produce のほうがよい場合もあります．

④ 構文は適切か？

increase を用いた場合，受動態 be increased にする必要はありません．increase とは，「A（人，物，事）が B（人，物，事）を増やす（強める）」という意味です．

⑤ in は必要か？
　　in occupational therapy students は，作業療法専攻学生における～という意味ですが，文脈としては「作業療法学生の思いやり行動」という意味です．
　（正）prosocial behavior of occupational therapy students
⑥ investigate は正しいか？
　　investigate は，「秩序だった精密で詳細な検査（調査）」を意味します．本研究がそれに当てはまればよいでしょう．research も同様です．

ii) 方法 methods

> 思いやり行動を調査するために，愛他行動尺度と向社会的行動尺度を103名の学生を対象に実施した．また，思いやりの気持ちの増減についても質問紙により調査した．
>
> For measuring prosocial behaviors, questionnaires including the self-report altruism scale and a prosocial behavior scale for students were administered in 103 students. The sympathy with someone to have trouble was also investigated by self-administered questionnaire.

問題点と解決

① students は重複してよいか？
　　このような短文に同じ語が重複するのは避けましょう．ここは 103 students だけを残せばよいでしょう．
② a prosocial behavior の冠詞は正しいか？
　　冠詞は the とします．
③ 困っている人 someone to have trouble という表現は適切か？
　　ここでは distress という表現を用います．
④ 最後にもう一つ．2 種類の調査のうち，最初の調査は質問紙によると英文にはありますが，日本文にはありません．また，self-administerd に該当する日本語がありません．「日本文には訂正を加えない」というルールに反しますが，ここでは次のように日本語を変えたほうがいいでしょう．
　（正）愛他行動尺度と向社会的行動尺度を 103 名の学生を対象に質問紙により実施した．また，思いやりの気持ちの増減についても自己管理質問紙により調査した．

iii) 結果 results

> 一年次から二年次に学年進行することにより，両尺度ともに有意な差は認められなかった．三年次から四年次に学年進行することによっても，有意な差は認められなかった．しかし，両学年共に，思いやりの気持ちの増加は認められた．
>
> By progression from first grade to second grade, two scales of prosocial behaviors were not significantly changed. Progression from third grade to fourth grade also did not elicited change of two scales significantly. However, most of the students perceived increase of the sympathy with the progression of grades.

問題点と解決

① 結果を述べる表現の書き出しはこれでよいか？
　　結果を述べるので，Results on を文頭に挿入し，前段と区別します．
　（正）Results on the two scales measuring students' prosocial behavior did not indicate a significant change from the first year to the second, or from the third year to the fourth.

② 学年は grade でよいか？
　　grade は year に変えます（前述）．年次には定冠詞 the が必要です．
　（正）the first year, the second year, the third year, the fourth year

③ two scales of ～は正しいか？
　　of ではなく，ここでは two scales measuring ～とします．

④ 両学年を指す most of the students の訳語は適切か？
　　両学年とは 2 学年と 4 学年のことですので，明確にするため各学年を明記します．また，年次 the second year と年次生 the second year student が紛らわしいので，それぞれ sophomores, seniors とします．

⑤「認められた」は perceived でよいか？
　　perceive は，「気がつく」「理解する」という意味です．ここでは，尺度計測によって，学生の思いやりの気持ちが増したことが認められた，という文脈ですから，下記のようにします．
　（正）However, sophomores and seniors appeared to become increasingly sympathetic to others as they progressed through their studies.

iv) 結語 conclusion

> 本研究によって，学年による作業療法教育は関係なく，思いやりの気持ちが生じても，必ずしも思いやり行動に結びつかないことが示された．
>
> The present study showed that sympathy was not always linked to prosocial behaviors regardless of education program for each grade.

問題点と解決

① 結語の書き出しはこれでよいか？
　　結語を示すために，In conclusion, を補います．
② 結語は過去形で表現してよいか？
　　The present study showed ～ の結語は現在形とし，主語を Our study とします（既述）．
　　（正）Our study shows that sympathy is not always linked to ～
③ education program とは何のことか？
　　education program は教育計画のこと．意図するものを伝えるためには occupational therapy students progress through their education とします．
④ 日本語文の文末の「示された」は，「明らかとなった」としたほうが，成果であることが明らかになります．

(2) キーワードの検討

> 思いやり行動，教育，コミュニケーション，社会性，臨床実習
> prosocial behaviors, education, communication, sociality, clinical internship

問題点と解決

① 抄録にない語を，キーワードに含めてよいか？
　　communication, sociality, clinical internship というキーワードは，抄録に入っていない語です．もう一度選び直したほうがよいでしょう．
② education は，どのような意味か？
　　学年別教育 education for each study year のことか，あるいは作業療法教育 occupational therapy education のことか，明確ではありません．
③ prosocial behaviors は，prosocial behavior とします（既述）．

(3) タイトルの検討

> 学年進行が作業療法専攻学生の思いやり行動に及ぼす影響
> Influence of the prosocial behaviors with the progression of grades in occupational therapy students.

問題点と解決

① influence of ~ は正しい表現か？

　influence は前置詞 on（または upon, over）をとります．ここでは影響を及ぼす対象は思いやり行動ですので，of を on にします．ただし，この例ではより伝わりやすい表現にするため，書き出しを変更します（変更案参照）．

② 主格は正しいか？

　日本語の主格は学年進行ですが，英語タイトルには主格がありません．英語を日本語に直してみると，「作業療法専攻学生における学年進行に伴う思いやり行動の影響」となり，ニュアンスが異なります．

③ タイトルにピリオドは必要か？

　もちろん不要です．入力ミスと思われますが，原稿提出の際には，すみずみまで注意しましょう．

抄録変更案

Title

The influence of years of training on prosocial behavior among occupational therapy students

Abstract

The purpose of this study was to investigate whether the prosocial behavior of occupational therapy students increase with their years of training.
We assessed 103 students' prosocial behavior by using a self-report altruism scale and a prosocial behavior scale. We also assessed increases and decreases in sympathy for the distress of others, using a self-administered questionnaire.
Results on the two scales measuring students' prosocial behavior did not indicate a significant change from the first year to the second, or from the third year to

the fourth. However, sophomores and seniors appeared to become increasingly sympathetic to others as they progressed through their studies.

In conclusion, our study shows that sympathy is not always linked to prosocial behavior as occupational therapy students progress through their education.

例2

統合失調症患者に対する料理活動と生活技能訓練の効果
－ 認知機能と社会生活能力の比較 －
The effects of cooking activities and social skills training on schizophrenics
—A comparison of cognitive function and social competence—

キーワード：統合失調症，認知機能障害，認知機能リハビリテーション
　　　　　　schizophrenia, cognitive impairment, cognitive rehabilitation

抄録
デイケアの統合失調症患者を対象に，認知機能リハビリテーション（以後，CR）の要素を取り入れた料理活動と生活技能訓練（以後，SST）を行い，効果について検討を行った．料理活動群6名とSST群5名に対し，週1回のセッションを6カ月間行った．結果，料理群は，ワーキングメモリ，言語流暢性，総合得点の認知機能得点が有意に改善した．社会生活能力は，「居室の掃除や片付け」や「対人関係」の平均，「協調性」，「労働」または「課題の遂行」の平均，「手順の理解」が有意に改善した．SST群には，有意な変化は認められなかった．料理活動のような従来の作業活動にCRの要素を含めることで，統合失調症の認知機能障害の治療に有効であることが示唆された．

Abstract
Elements of cognitive rehabilitation (CR) involving cooking activities and social skills training (SST) were conducted in schizophrenic patients in day care and examined for efficacy. One session per week was conducted for a 6-month period with 6 individuals in the cooking activity group and 5 individuals in the SST group. Results cooking activity group indicated a significant improvement in

> working memory, verbal fluency, and overall cognitive function scores. Social competencies improved in "cleaning or tidying up of the living room," "interpersonal relationships," "work," "cooperativeness," and "understanding of procedures." No significant changes were observed in the SST group. We propose that inclusion of CR elements in traditional occupations such as cooking is effective for treatment of cognitive impairment in schizophrenia.

(1) 抄録の検討

i) 目的 objective

> デイケアの統合失調症患者を対象に，認知機能リハビリテーション（以後，CR）の要素を取り入れた料理活動と生活技能訓練（以後，SST）を行い，効果について検討を行った．
>
> Elements of cognitive rehabilitation (CR) involving cooking activities and social skills training (SST) were conducted in schizophrenic patients in day care and examined for efficacy.

問題点と解決

① 同じ表現を重複して使ってよいか？
　次の文にも were conducted と同じ表現があるので，重複を避けるためにこの第一文を introduced（導入した）とします．

② schizophrenic patient(s) という表現は適切か？
　ここでは schizophrenic day care patients と変更します．schizophrenics（医学用語），あるいは patients with schizophrenia（日常的にも使える用語）という表現も使用されます．

③ 日本語文と英文で主格が異なってよいか？
　日本語文前半には，主格として「私たち」（執筆者）が隠れています．日本語では文脈によっては省略が許容される表現です．「（私たちは）（認知機能リハビリテーションの要素を取り入れた）料理活動と生活技能訓練を行い，～検討した」という意味なので，後半の主格も「私たち」です．
　これに対して英文前半の主格は，「（料理活動と社会的技能訓練を含む）認知リハビリテーションの要素」であり，後半の主格は efficacy（効果）が

検討されたとあるので，efficacy です．主格を統一するために受動態にするか，We を主語にする必要があります．また，efficacy は特に薬の効き目に用いられることも多いので，ここでは effects とします．

(正) We introduced elements of cognitive rehabilitation (CR) into cooking activities and social skills training (SST) for schizophrenic day care patients and examined their effects.

ii) 方法 methods

料理活動群 6 名と SST 群 5 名に対し，週 1 回のセッションを 6 カ月間行った．

One session per week was conducted for a 6-month period with 6 individuals in the cooking activity group and 5 individuals in the SST group.

問題点と解決

・individuals は適切か？

ここは 6 人グループの一人ひとりを意識して individuals にしたと推測されますが，individual は社会的集団に対する個人を意味します．タイトルに「患者」とあるので patient とすべきです．

料理活動群 6 名と SST 群 5 名の英訳は，patient を形容詞的に用いて（そのため，patients とはしません），簡潔な表現とするとよいでしょう．6 名と 5 名のように，少ない数の場合は通常 six, five とします．

(正) a six-patient cooking activity group and a five-patient SST group

iii) 結果 results

結果，料理群は，ワーキングメモリ，言語流暢性，総合得点の認知機能得点が有意に改善した．社会生活能力は，「居室の掃除や片付け」や「対人関係」の平均，「協調性」，「労働」または「課題の遂行」の平均，「手順の理解」が有意に改善した．SST 群には，有意な変化は認められなかった．

Results cooking activity group indicated a significant improvement in working memory, verbal fluency, and overall cognitive function scores. Social competencies improved in "cleaning or tidying up of the living room," "interpersonal

> relationships," "work," "cooperativeness," and "understanding of procedures." No significant changes were observed in the SST group.

問題点と解決

① 「結果,」をどう訳す？
　「結果,」は副詞ですが，ここでは The results showed ～のように，結果を主格とします．

② a significant improvement は適切な表現か？
　「優位な改善を示す」のは，複数の項目であるため significant improvements とします．

③ scores は何を示すか？
　得点はワーキングメモリ，言語流暢性，総合得点の認知機能それぞれの得点か，もしくは総合得点の認知機能のみの得点でしょうか？
　各得点を意味するならば，日本語は「ワーキングメモリ・言語流暢性・認知機能（総合得点）における得点」とすべきです．

④ " " の使い方は正しいか？
　" "（ダブルクォーテーション）が，前半では使用されていませんが，後半では使用されています．特に検査項目を強調する必要がないならば，" " は不要です．

⑤ 能動態か受動態か？
　Social competencies improved ～は受動態にします．
　（正）Social competencies were improved ～

iv) 結語 conclusion

> 料理活動のような従来の作業活動に CR の要素を含めることで，統合失調症の認知機能障害の治療に有効であることが示唆された．
>
> We propose that inclusion of CR elements in traditional occupations such as cooking is effective for treatment of cognitive impairment in schizophrenia.

問題点と解決

① 「示唆された」の表現は適切か？
　日本文の「示唆された」は，弱い表現なので，結語を文頭におきましょう．

（正）We conclude that ～
② propose は適切？
　　論文では，結果をふまえて結論を示すものです．「提案する」は避けましょう．
③「有効である」の表現は正しいか？
　　be effective for ではなく，be effective in が正しいです．
④ "病名に障害が起きる"か？
　　病名（ここでは schizophrenia）に障害（ここでは impairment）が起きるという表現となっていますので，病気に罹患した患者の障害であることが伝わる表現とします．
　　（正）cognitive impairment in patients with schizophrenia

(2) キーワードの検討

・3語のキーワードで十分か？
　　認知機能リハビリテーションの要素となる料理活動 cooking activities と生活機能訓練 social skills training を加えると，論文内容をよりよく推測できると思われます．

(3) タイトルの検討

> 統合失調症患者に対する料理活動と生活技能訓練の効果
> － 認知機能と社会生活能力の比較 －
> The effects of cooking activities and
> social skills training on schizophrenics
> —A comparison of cognitive function and social competence—

問題点と解決

① サブタイトルを表現する「―（ダッシュ）」の使い方は正しいか？
　　日本語文の「―」は前方の1つにします．英語の場合は前方に「：（コロン）」か「―（全角ダッシュ）」を用います．
② メインタイトルとサブタイトルの関係はこれでよいか？
　　メインタイトルとサブタイトルは1つにすることもできます．
　　（正）The effects of cognitive functional rehabilitation on schizophrenics' cog-

nitive function and social competence through cooking activities or social skills training

③そもそもタイトルは抄録の内容と合致しているか？

　抄録で検討したように，論文の意図は，「障害者に，認知機能リハビリテーションの要素を取り入れた料理活動と生活技能活動訓練をグループに分けて行い，認知機能と社会生活活動能力への効果をみた」ということです．これを英語のタイトルとすると，The effects of cognitive functional rehabilitation introduced to a cooking activity group and a social skills training group on schizophrenics' cognitive function and social competence となりますが，これは少し長すぎます．1つにまとめるならば，②のタイトルがよさそうです．

抄録変更案

Title

The effects of training in cooking activities and social skills on cognitive function and social competence in schizophrenics

Abstract

We introduced elements of cognitive rehabilitation (CR) into cooking activities and social skills training (SST) for schizophrenic day care patients and examined their effects. One session per week was conducted for a 6-month period with a six-patient cooking activity group and a five-patient SST group. The results showed significant improvements in working memory, verbal fluency and overall cognitive function scores among the patients in the cooking activity group. Social competencies were improved in cleaning and tidying up of the living room, interpersonal relationships, work, cooperativeness, and understanding of procedures. No significant changes were observed in the SST group.

We conclude that inclusion of CR elements in training in traditional skills such as cooking is effective in treatment of cognitive impairment in patients with schizophrenia.

例3

上肢運動器疾患の術後の痛みの予測因子
Predictors of postoperative pain intensity in upper limb musculoskeletal disorders

キーワード：上肢，痛み，不安，抑うつ，破局的思考
upper limb, pain, anxiety, depression, catastrophizing

抄録

術後の慢性疼痛は回復を遅らせ，患者満足度を低下させる．上肢運動器疾患における術後の痛みは，心理因子が重要となる可能性がある．そこで本研究は，上肢運動器疾患の痛みの強さの予測に心理因子が寄与しているか検討した．上肢運動器疾患に対して手術が施行された52名を対象にリハビリテーション開始時に不安感，抑うつ，破局的思考を測定した．さらに術後8週目に痛みの強さを測定した．これらを重回帰分析にて検討した結果，痛みの予測因子として破局的思考が抽出された．このことから，心理因子は上肢運動器疾患の痛みの強さの予測因子であることが示唆された．

Abstract

Postoperative chronic pain is associated with delayed recovery, reduced patient satisfaction. Psychological factors may be an important determinant of postoperative pain in patients with upper limb musculoskeletal disorders. The aim of this study was to examine contribution of psychological factors as predictor of pain intensity in upper limb musculoskeletal disorders. Fifty-two patients with surgery of upper limb were measured anxiety, depression and catastrophizing at the time of rehabilitation start. In addition, pain intensity was measured eight week after surgery. In multivariate analyses, catastrophizing was the predictor of pain intensity. These data suggest that psychological factors have predictor on postoperative pain intensity in patients with upper limb musculoskeletal disorders.

(1) 抄録の検討

　全体的な問題点として，以下のように構成別にすると，分量の多い要素であるべき結果 result 部分が最も少なく，バランスがよくありません．

i) 目的 objective

> 術後の慢性疼痛は回復を遅らせ，患者満足度を低下させる．上肢運動器疾患における術後の痛みは，心理因子が重要となる可能性がある．そこで本研究は，上肢運動器疾患の痛みの強さの予測に心理因子が寄与しているか検討した．
>
> Postoperative chronic pain is associated with delayed recovery, reduced patient satisfaction. Psychological factors may be an important determinant of postoperative pain in patients with upper limb musculoskeletal disorders. The aim of this study was to examine contribution of psychological factors as predictor of pain intensity in upper limb musculoskeletal disorders.

問題点と解決

① ，(コンマ) と and は同じ意味か？
　　delayed recovery, reduced patient の ，(コンマ) を and にします．
② patient satisfaction は「辛抱強い満足」か？
　　意味が意図するものではなくなりますので，satisfaction among patients とします．
③ 重複する言葉はまとめる？
　　簡潔に目的を提示するために，第2文と第3文の重複する部分 upper limb musculoskeletal disorders をまとめましょう．
④ 日本語の「寄与しているか」は適切か？
　　「関与しているか」の方が適切と考え，英文では affecting を用います．

　(正) As postoperative chronic pain is associated with delayed recovery and reduced satisfaction among patients, we examined psychological factors affecting pain intensity in upper limb musculoskeletal disorders.

ii) 方法 methods

上肢運動器疾患に対して手術が施行された52名を対象にリハビリテーション開始時に不安感，抑うつ，破局的思考を測定した．さらに術後8週目に痛みの強さを測定した．

Fifty-two patients with surgery of upper limb were measured anxiety, depression and catastrophizing at the time of rehabilitation start. In addition, pain intensity was measured eight week after surgery.

問題点と解決

① upper limb に冠詞は不要か？

the upper limb とします．器官名には定冠詞が必要です（ただし，今回変更案では別の表現を紹介しました）．また，病名は通常無冠詞です．

② catastrophizing の意味は？

catastrophizing は「破滅すること」です．破局的思考に相当する英語は，catastrophic thinking です．

③ rehabilitation start という表現は正しいか？

この start の使い方は，名詞でも動詞でも文法的に間違っています．ここでは変更案として the beginning を用いることとします．

（正）at the beginning of rehabilitation

④ 構文は正しい？

Fifty-two patients with surgery of upper limb were measured anxiety, depression and catastrophizing at the time of rehabilitation start という文章は，受動態と能動態が1つになったような文章で，文法的に間違っています．

（正）Anxiety, depression and catastrophic thinking were assessed in fifty-two postoperative patients with upper limb musculoskeletal disorders at the beginning of rehabilitation.

iii) 結果 results

これらを重回帰分析にて検討した結果，痛みの予測因子として破局的思考が抽出された．

In multivariate analyses, catastrophizing was the predictor of pain intensity.

問題点と解決

①文章の長さは十分か？
　すでに述べましたが，本来は分量が最も多い要素であるべき結果 result 部分が最も少なくなっています．

② catastrophizing という表現は適切か？
　すでに述べたように，catastrophic thinking とします．

③「抽出された」に当たる英語は？
　「抽出された」に当たる英語がありません．また，結果であることを明確にします．
　（正）Multivariate analysis revealed that catastrophic thinking was a predictor of pain intensity.

④ pain intensity は痛みの強さ？
　「痛みの強さ」というニュアンスが正しいならば，日本語の文章をそのように変えるべきです．

iv) 結語 conclusion

> このことから，心理因子は上肢運動器疾患の痛みの強さの予測因子であることが示唆された．
>
> These data suggest that psychological factors have predictor on postoperative pain intensity in patients with upper limb musculoskeletal disorders.

問題点と解決

①結語の明示をする表現は？
　We conclude あるいは In conclusion を文頭において，結語部分であることを示します．

② suggest はふさわしいか？
　suggest という語は結語としては弱いので，conclude that ～ とします．

③ have predictor でよいか？
　ここは事実の記述ですから，have ではなく be 動詞です．
　（正）We conclude that psychological factors are predictive of postoperative pain intensity in patients with upper limb musculoskeletal disorders.

(2) キーワードの検討

・それぞれのキーワードは抄録中の語と対応しているか？
　①痛み pain をタイトル中の「術後疼痛」(下記(3)参照) postoperative pain とします．
　②上肢 upper limb を研究テーマの上肢運動器疾患 upper limb musculoskeletal disorders とします．
　③破局的思考 catastrophizing を catastrohpic thinking とします．

(3) タイトルの検討

> 上肢運動器疾患の術後の痛みの予測因子
> Predictors of postoperative pain intensity in
> upper limb musculoskeletal disorders

問題点と解決

・「の」が多すぎる？
　日本語タイトルにある3つの「の」を減らすために，「術後の痛み」を「術後疼痛」としましょう．英語タイトルは問題ありません．

抄録変更案

Title

Predictors of postoperative pain intensity in upper limb musculoskeletal disorders

Abstract

As postoperative chronic pain is associated with delayed recovery and reduced satisfaction among patients, we examined psychological factors affecting pain intensity in upper limb musculoskeletal disorders. Anxiety, depression, and catastrophic thinking were assessed in fifty-two postoperative patients with upper limb musculoskeletal disorders at the beginning of rehabilitation. In addition, pain intensity was measured eight weeks after surgery. Multivariate analysis revealed that catastrophic thinking was a predictor of pain intensity.

We conclude that psychological factors are predictive of postoperative pain intensity in patients with upper limb musculoskeletal disorders.

MEMO

Ⅲ章　国際学会への準備と参加

1. 会場でまず行うこと

① 受付を済ませる

　国際学会会場に着いて最初に行うことは，受付を済ませることです．まず，受付 registration desk に行ってください．もし，受付場所がわからなければ，係の人に尋ねましょう．

　　Where can I register for the conference?（学会の参加登録はどこでできますか？）

　国際学会では事前にインターネットで参加申し込みを行っていることがほとんどですので，会場で参加費を支払うことなどもないでしょう．まずは，事前登録してあることを確認してください．

　　My name is △△ from ○○ University. Please confirm my registration.（私は○○大学の△△です．事前登録の確認をお願いします．）

　登録済みが確認されると，ネームカード conference badge（ホルダー），プログラム，食事券などの一式が渡されます．会場内ではネームカードが必須ですので，首から掛けてください．

② プログラムを確認する

　プログラムには発表の予定 time table がついており，それぞれの演題，演者名などが記されています．学会全体のスケジュールを確認し，自分がどこに参加するかを決めましょう．プログラムに記されている発表にはいろいろな種類がありますが，これは次項で詳しく紹介します．

発表者の場合は，口演発表受付，ポスター発表受付などで確認することがありますので発表者受付を探してください．

　Where is the speaker check-in (desk)？（発表者の受付はどこですか？）

　次に，プログラムでもう一度発表時間帯と発表場所を確認してください．口演発表では口演時間と質疑応答の時間，ポスター発表では発表形式を確認しましょう．

　Oral presentation: 20 min. (12 min. for presentation/ 8 min. for Q&A)（口演発表は1題当たりで20分，発表が12分，質疑応答が8分．）

　Poster presentation: free discussion style（ポスター発表は自由討論形式）

　口演発表者は事前にPowerPoint®などで作成したプレゼンテーション内容を試写して，文字化けや機器の不具合 machine trouble がないかを確認します．

　My name is ○○. I'm making a presentation in the Free Paper Session at Tuesday afternoon.（私の名前は○○です．一般演題で火曜日の午後に発表します．）

　Here is my presentation data.（これが私の発表データです．）

　Could you please check whether my data works in this PC?（このパソコンできちんと映るか確認していただけますか？）

2. プログラムの見方：発表の種類

　多くの学会参加者は，自らの研究成果を披露するために発表します．したがって，ポスター発表 poster presentation と口頭発表 oral presentation が中心となります．しかし，学会はその分野のテーマについて会員に広く情報を提供したり，発展途上の問題を議論する場にもなります．したがって，上記の発表だけでなく，いくつかの種類に分類されます．

① 本会議 plenary session

　plenary とは，「全員出席のもとに行われる会」という意味ですが，学会参加者全員が一同に聴講することができる講演のことを指します．その学会が扱う種々の分野において，著名な専門家が最新の話題を提供したり，教育的講演を行います．

　テーマは，多くの学会員に共通した重要な内容が選ばれます．同じ時刻に複数のセッションが開催されると，必ずしもすべての人が聴講できないことがあります．したがって，通常は plenary session が開催されている時刻に，他の講演は入らないように配慮されています．

② 基調講演 keynote address

　基調講演は，plenary session とほぼ同じ意味です．学会に関連するトピックがテーマとして選ばれ，著名な専門家が講演を行います．

③ パネルディスカッション panel discussion

　ある決まったテーマについて，異なる立場の数人の専門家が意見を述べ，そのテーマについて幅広い視点で議論をしていくことです．

　演者のことをパネリストと呼びます．その内容が聴衆に理解されやすいように，発表内容の順番にも配慮されています．

④ ワークショップ workshop

　ある特定のテーマについて内容をしっかり身につけるための集中講義です．多くは専門的技術を実践的に修得できるように企画されています．すなわち，すぐに日常の実務に還元できるような内容です．したがって，教材やシミュレーターなどを用いることもあります．

　開催期間は，半日程度から2日間を要するものまで，さまざまです．

⑤ 一般演題 oral presentation (paper session)

　oral presentation (paper session) とは，いわゆる一般演題のことで，参加者が自分の研究成果を口頭で発表することです．

　発表時間は10分程度，質疑応答は5分以内が一般的です．テーマごとに発表内容が分かれており，同じセッション（時間帯）で類似したテーマの演題が扱われます

⑥ ポスター発表 poster presentation

　ポスターという限られたスペースに，研究成果を簡潔にまとめて提示します．いわば学術論文のダイジェスト版です．

　通常，発表者は決められた時間にポスター前に立ち，質疑応答に応じます．

⑦ ice breaking

　一般に，緊張をほぐすことを breaking the ice といいます．単なる休憩 break ではなく，ice breaking と呼ばれる懇親の時間を設けて，参加者同士でフランクに会話ができるような機会もあります．

⑧ simultaneous interpretation is available

　これは「同時通訳利用可」と訳されます．例えば国際学会に，開催国の人が多く参加する場合には，同時通訳サービスが用意されることもあります．

　日本で国際学会が開催される際には，英→日のサービスが提供されることが多いです．

3. パネルディスカッションの注意点

　パネルディスカッションでは，通常は各パネリストが順に一定時間の講演をした後，聴衆の前に揃って登壇し，議論を交わします．
　司会（座長）は，これらの進行を行い，全体をまとめる役目を果たします．各パネリストが発表した内容をもとに議論し，テーマについての考えをまとめていきます．
　議論の時間に，適宜パネリストから追加の発言を求めることがあります．

　Does any panelist have something to add to what already said?（パネリストの皆さん，ご発言に付け加えることはありますか？）

　そして，聴衆からの質問に応じます．

　Are there any questions and comments from the floor?（フロアから質問や意見はありませんか？）

　聴衆からの質問ですが，特定のパネリストに尋ねる場合と，全パネリストに尋ねる場合があります．質問するときに，質問の相手を明らかにすることがよいでしょう．もし何も言わなければ，座長が判断して，最も適したパネリストが代表で答えたり，すべてのパネリストがそれぞれ順に答えたりすることがあります．

　Please identify the speaker to whom you would like to direct your questions.（質問にお答えいただきたい方を指名してください．）

　学会によって異なりますが，最後にまとめて議論を交わす時間を短くし，それぞれのパネリストが発表した後，そのつど質疑に応じたり，議論することもあります．その場合は，座長がその旨アナウンスしますので，初めの座長の挨拶の際に確認してください．

　After each presentation, we will spend a few minutes discussing each individual presentation.（各プレゼンテーションの後，議論の時間を少し設ける予定

です．）

　パネルディスカッションにおける質問の仕方は，口演発表の際と同様ですが，質問の項（6．自分から質問してみよう！）を参照してください．

4. ポスター発表の注意点

① ポスター発表の意義

　ポスター発表では，行われた研究の内容が短くまとめて掲示されています．したがって，参加者はゆっくり内容を読んで，理解することができます．
　ここが口演発表との大きな違いです．逆にいえば，細かい内容についての質問や指摘を受けることがあります．著者も若い頃，英語のスペルが間違っている，あるいは表現が適切でないなどの指摘を受けたことがありました．
　発表の抄録集には発表内容の要旨 summary が掲載されています．したがって，ポスターセッションに参加する人は，「この演題をぜひ見たい」とチェックして来る人が多く，ポスターの内容を理解して，情報を得たいと思っています．

② ポスターの作成と発表

　ポスターは，内容がわかりやすく簡潔であることが重要です．したがって，図4-1のように，限られたスペースに目的 objective，対象および方法 materials and methods，結果 results，考察 discussion といった構成要素を配置します．
　学会参加者は，限られた時間内に多くのポスターを見なければならず，隅から隅までゆっくりと読む時間がありません．したがって，人の目にとまりやすい図や表をうまく用いて，結果をアピールしてください．図表は見やすい部分，すなわち中央より上に配置し，図の下や表の上には簡単な説明書き legend を付けてください．
　最近，多くの学会ではポスター発表 poster presentation のセッションが設けられています．これは，ただポスターを貼っておくだけでなく，順に筆頭演者がポスターを指し示しながら，3～5分の短時間で要点を説明し，集まった聴衆から質問を受けるという方法です．
　このときに注意することは，すでに内容が貼ってありますから，書いてあることを読むのはナンセンスです．目的やおおまかな方法を簡潔に述べ，重要な結果のみをグラフや表を指しながら紹介します．そして，結論を簡潔に述べてください．むしろ，トピックだけに絞って大きい声で紹介するほうが，聴衆の関心を引きます．

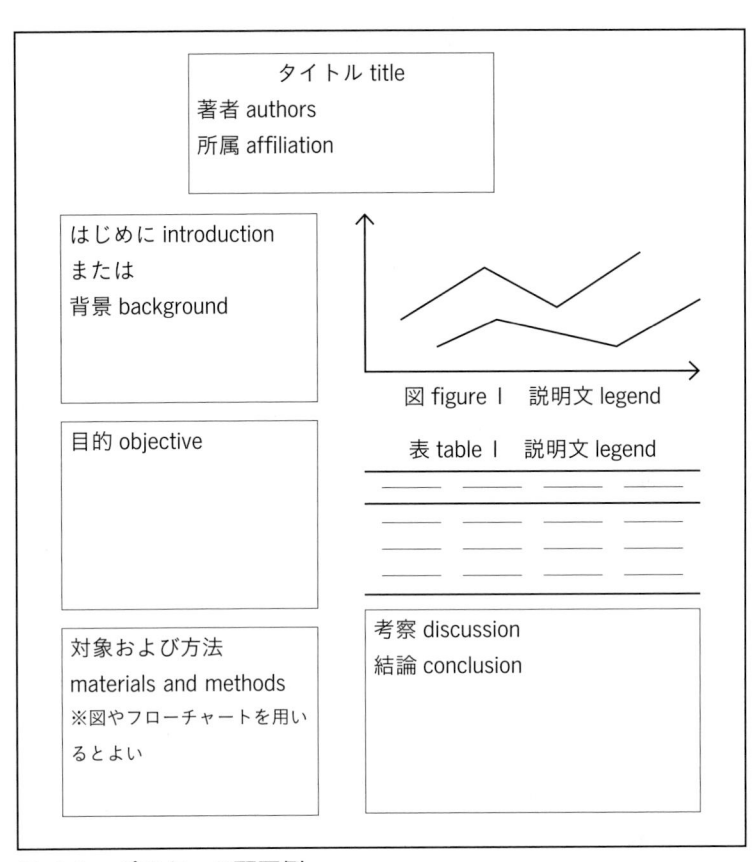

図4-1　ポスターの配置例

③ ポスター発表での質疑応答

　ポスター発表では，口演発表に比べて気軽に質問しやすい雰囲気があります．このセッション以外の時間にも，自由にポスターを見ることができますので，内容について深い質問が出ることがあります．例えば，「どこでこの機器を購入したのか」とか「患者さんはその後どうなったのか」などです．
　その際，メモを用意してください．さらに，データを再確認して後日返事をすることや，お互いに情報交換をすることにも発展するかもしれません．メールアドレス入りの名刺（英文で書かれているname card）を忘れずに持参してください．
　ポスターセッションでは対面して議論しますので，質問内容についてはっきり

理解できなかった際には，「ご質問は，○○ということですか」と確認するとよいでしょう．

　Excuse me, do you mean ○○？ / Is your question about ○○？

　質問されたときには答えられなくても，職場に戻って調べれば答えられるということもあるでしょう．その時は，「調べてからお答えします」といって，後日連絡するのが丁寧な対応です．

　Now, it is not available, but I can respond it later.

　質問者は，その情報をほしいのですから，率先して名刺を用意して，メールなどで教えてほしいと頼んでくるはずです．
　ポスターに興味があって，しばらく内容を読んだりメモをしている人でも，積極的に内容について質問してこない人もいます．具体的な質問はなかったとしても，自分の発表内容に対する何らかの感想はもっているはずです．そのような場合には，発表者であるあなたのほうから積極的に話しかけていくのもよいでしょう．

　Good afternoon, are you interested in this paper?（こんにちは，この内容に興味がおありですか？）

　I'm the author of this paper. If you have any questions, I am happy to answer them.（私が発表者ですので，何かありましたらお尋ねください．）

　質問者はわざわざ自分のところに立ち寄ってくれたわけですから，ポスター発表での質疑応答を終えた際には，敬意を表してお礼を言いましょう．

　Thank you for your interest.（興味をもっていただき，ありがとうございます）
　It has been nice to talk to you.（お話しできてよかったです．）

　国際学会では，各国間の参加者同士の親睦を深めることも重要な目的の1つです．そのためポスターセッションをイブニングセッションとして，ビールやワインを片手に行われることもあります．

また，ポスターセッションが終わってからも，類似研究をしている参加者から，研究手法や結果についてのコメントを受けることがあります．研究を通して交流を深めることができれば，次回の国際学会参加も楽しみになるでしょう．
　口演発表に比べてポスター発表では，さらに今後親密な関係を築くことができるというメリットがあるのです．

5. 一般演題の注意点

最後に，一般演題 oral presentation の進行と注意点について説明します．

国際学会での口演発表は，英語でスピーチをするよい経験になるだけでなく，自分の研究成果を広め，さらにそれを良質なものに変えていく，よい機会となります．

① 発表内容の準備：スライドの作成

学術論文の構成については，すでにお話ししました（Ⅱ章）．同じような流れで発表スライドを作成すればよいのです．

プレゼンテーションソフト（PowerPoint® など）で画面を出しながら，説明していきます．聴衆にわかりやすくするのが目的ですから，パッと出されてもすぐに見て理解できる内容でなければなりません．読める大きさで箇条書きにするとわかりやすいでしょう．文を記載する場合にはできるだけ短くします．

枚数は発表時間にもよりますが，タイトルを除いて，発表の分数と同じくらいがよいでしょう．例えば 8 分の発表ならば 8 枚程度です．ここで，実際に作成するスライドの内容を確認していきます．

1 枚目：　　　タイトル，発表者氏名，所属
2 枚目：　　　研究の背景 introduction/background
3 枚目：　　　研究の目的・何をどこまで明らかにしたか objective
4 枚目：　　　研究の対象と方法 materials and methods
5〜6 枚目：結果 results（グラフや写真等で説明）
7〜8 枚目：結果の解釈・考察 discussion
9 枚目：　　　結論・まとめ conclusion

研究方法や結果は，図や表にするとよいでしょう．例えば，研究に使用した装置を図にして，以下のように説明しましょう．

> The slide shows the apparatus of the experiment.（使用した装置をスライドに示します．）

論文でも同様ですが，最も強調したい結果はグラフや表にします．また，文章で言い表すことが困難な結果は表や図にすることで，一見して理解してもらうのも1つの方法です．

　最後の conclusion では，研究を通して得られたこと，新たにわかったことなどを箇条書きで示します．わかりやすくするため，スライド1枚に8行以内にとどめることが重要です．

② 口演発表のマナー

　自分の発表の際には，遅くとも前のセッションが終了するまでに，会場に入って待機してください．たとえ自分の発表が当該セッションのなかで最後のほうであったとしても，セッション開始前には必ず会場にいてください．座長の先生が顔を確認され，一言二言声をかけることがあります．また，発表演題のキャンセルがあり，発表順番が変わることがあるからです．

　国内では，このような学会発表の突然のキャンセル（いわゆるドタキャン）は，あまりに非常識で考えにくいのですが，国際学会ではしばしば起こり得ます．また，プログラムや抄録集に掲載されることのみを目的とし，発表をドタキャンするという非常識で無礼な人もいます．また，政治的背景によって学会発表ができなくなることもあります．学会発表が目的であったとしても，ある国から特定の国への渡航に査証（ビザ）がおりないことがあるからです．

　著者が，国際学会の座長を務めたときのことです．中国からの発表演題が多数キャンセルになり，発表の順番が大幅に変更されたことがありました．中国の一部の研究者に対して，開催国への渡航許可が出なかったそうです．座長だった私は大変苦労した覚えがあります．ですから，早めにスタンバイすることが重要です．

> The paper No.3 has been cancelled. So, the next presentation is paper No.4. (演題番号3番はキャンセルとなりましたので，次の発表は演題番号4番となります．)

　口演発表で重要なことは，時間を厳守することです．学会によって異なりますが，発表の1分前にランプが点灯し，終了時にブザーが鳴るというように合図が行われます．終了の合図で，発表を速やかに終了しなければなりません．

　あまり早く終わり過ぎるのは非常識ですが，時間をオーバーするよりは，少々

早めに発表を終わるほうが印象がよくなります．座長が最も気にかけていることは，自分の持ち時間に決められた演題の発表を滞りなく終了させることだからです．

> You will see a yellow light a minute before the end of the presentation. Time will be indicated by a bell when the time is up. You will have to stop the presentation.（発表終了1分前に黄色のランプが点灯します．時間が終わったときにはベルで知らせますので，発表を終了してください．）

③ 発表のテクニック

英語でも日本語でも，人前で話すうえで共通したテクニックがあります．皆さんも経験があるかと思いますが，下を向いたまま原稿を棒読みするのでは，聴衆に訴えかけるものがありません．せっかくよい研究結果であっても，注目されなくなります．日頃からの心掛けですが，人前で話すときには，聴衆の目を見て，訴えかけるようにすることです．

さて，発表ですが，まずは挨拶と自己紹介です．セッションの座長（司会者）が発表者のことを紹介します．

> Next paper, entitled 〜, is presented by Dr. Hitosugi from Shiga University of Medical Science. Dr. Hitosugi please!（次の発表は〜について，滋賀医科大学の一杉先生の発表です．一杉先生，どうぞ！）

座長がタイトルと演者を紹介した後は，簡単に座長にお礼を言ってすぐに本題に入ってください．

> Thank you chairman, Dr. ○○. Good morning, ladies and gentlemen (members and guests). I am Hitosugi from Shiga University of Medical Science. Today, I would like to talk about 〜.（座長の○○先生，ご紹介ありがとうございます．おはようございます．私は滋賀医科大学の一杉です．今日は〜について発表させていただきます．）

これは決まり文句ですから，忘れずに，聴衆の目を見て挨拶してください．
招待講演や特別講演では，いろいろなエピソードを話してから本題に移ること

もありますが，一般演題では限られた時間内に，要領よく内容を伝える必要があります．「本日は○○○と題して，△△大学□□学部の私××が発表させていただきます」などと話す演者がいますが，タイトルと演者はプログラムに書いてありますし，すでに座長が紹介しているので，改めて繰り返す必要はありません．

　重要なことは，「本日私がお話ししたいことは～についてです」と，トピックを簡単に話すことです．このトピックとは，タイトルと同じではなく，より具体的な内容をわかりやすく，簡単に言うことです．

　　Today, I am going to talk about ～．/ I would like to focus on ～．

　プレゼンテーションでは，結果の図や表を示し，強調したいところをポインターで指しながら説明してください．すなわち，スライドに記載されている内容を，棒読みするのではなく，強弱をつけて話してください．例えば結果のグラフであれば，有意差が出ている部分を指したり，数値を読み上げたりするのです．

　　The figure shows the values of ○○．(スライドには○○の値を示します．)

　　We can easily find the difference in values between these two groups.（これら2つの群の間に差があることがおわかりいただけると思います．)

　興味深い結果や強調したい部分については，聴衆にアピールすることが重要です．最後のconclusionでは，この研究で得られた最も重要な点をアピールしてください．

　　I would like to emphasize that ～．/ The main point I'd like to make is ～．(つまり，私が強調したいことは～です．)

発表を終わるにあたっては，最後の挨拶が必要です．

　　That's all I have to say. Thank you for your attention.（以上で発表を終わります．ご清聴ありがとうございました．)

これも聴衆の目を見て話してください．

④ 口演発表での質問に答える

発表が終わると，聴衆や座長からの質問に応答します．座長が，質問を受け付ける旨を伝えます．

Are there any questions or comments from the floor?

するとマイクを持った聴衆から，英語で質問が行われます．質問されたということは，聴衆があなたの発表に興味を示し，注意深く聞いていたことになります．ですから，唐突に質問に答えるのではなく，まずは質問者に敬意を表します．Thank you for your question（ご質問ありがとうございます）と述べてから，答え始めましょう．

質問の内容ですが，短時間で正確に聞き取らなくてはなりませんから，集中してください．もちろん，広いフロアなので音声が聞き取りにくいことがあります．また，質問者が早口であるか，英語が流暢すぎて内容を理解できないこともあります．そのときは，次のように答えて，もう一度質問をお願いしてください．

I beg your pardon?
Could you repeat your question again?
Excuse me, I could not understand your question.

親切な外国人は，発表者がそれほど英語を得意にしていないことがわかると，ゆっくりとわかりやすく話してくれることが多いです．また，欧州やアジアの国の人は，独特な発音（なまり）のため，聞き取りづらいことが多いのです．そのときには，Could you speak more slowly?（ゆっくり話していただけますか？）と遠慮なく言ってください．わからないからといって下を向いていたり，適当に答えてはいけません．

質問者の内容が的を射ている場合，重要な点であると思った場合には，前記の敬意を表することに延長して，以下のように言うのもよいでしょう．

Thank you for your important question.
I think that's a rather good point.

質問には自分の考えを答えればよいのです．聞かれたことに答えられないとき

には，はっきりと「わかりません」と言います．
　しばしば，自分が研究していない内容や，検討対象外のデータについての質問があります．発表は，あくまでも自分が行ってきた内容を披露する場ですから，正直に検討していない旨を，答えればいいのです．Yes, No をはっきりさせることが重要です．

　I have no information for that.
　This is a difficult question to answer.

　また内容によっては，はっきり答えられないこともあると思います．一般的にはこう思うということを追加したい場合には，次のように言います．

　I'm afraid I can't answer your question, but in general 〜．

　質問に答えたいが，説明すると長くなるということがあります．質問時間は限られていますから，答えがあまりに長くなると，他の人の質問を遮るようで失礼になります．したがって，セッション終了後にフロアでゆっくり説明すると，答えてもかまいません．ただし，そのような場合でも，一言結論だけは答えるようにしてください．唐突に，「後で説明します」とだけ答えては質問者や聴衆が不愉快になります．
　このような場合は，I guess 〜（私は〜と思います），Basically 〜（簡単に言うと）と，一応の返事をします．そして，その後に「複雑な内容なので，後ほどお話ししたいと思います」と，次のように付け加えます．

　This is a complicated point. Could we talk about it later?
　This is difficult to explain. Can we discuss it later?

　フロアからの質問がない場合，あるいは時間が余ったときなどは，座長から質問があります．また，座長が確認したいことがあるときは，残り時間が少なくても聞いてきます．先にお話ししたように，座長のほうを向いて手短かに答えてください．
　質疑応答やコメントの内容は，後でしっかりと吟味し直してください．自分の発表をよりよくするために必要なことが含まれています．指摘された点を修正することで，内容の精度が上がり，後の論文投稿に役立つことになります．

6. 自分から質問してみよう！

　口頭発表やパネルディスカッションでは，演者の発表が終わると，質疑応答に移ります．その時には座長のアナウンスがあります．

　Are there any questions and comments from the floor?

　何か演者に聞きたいこと，確認したいことがあるとき，あるいは自分の考えを話したいときは，まず手を挙げてください．座長の指名（通常は座長が挙手している人に手を差し伸べるようにして，Yes, please と言います）を受けた後に，マイク前に進んでください．
　座長は多くの場合，質問者の名前を知りませんから，目があったときに手で合図したり，会場内の位置で指名することがあります．

　Please, the person at the back on the right. （会場の右側後ろに座っている方，どうぞ．）

　質問する前には，まず自分の所属と名前を名乗るのがマナーです．常識的なことなので，わざわざ注意を促すことも少ないのですが，座長が改めて話すこともあります．

　When you comment or ask questions, please identify yourself.

　実際の質問はさまざまですが，よく使われる言い回しを挙げます．

　I would like to ask a question. What is the 〜 mean?（質問があります．〜はどういう意味でしょうか？）
　Would you explain 〜 a little bit more?（〜についてもう少し詳しく教えてください．）

　これに対して，演者の答えがわかりにくいときは，聞き直してかまいません．しかし，質問時間は限られており，他に質問する人もいますので，場（空気）を

読んでください.

　I am not quite clear about the explanation.（説明がわかりにくいのですが.）

　質問が終わったら，お礼を述べます.

　I see, thank you. / I understand your explanation, thank you.（わかりました，ありがとうございます.）

　もちろん，ありがとうございました（Thank you）のみでも構いません.
　時間がなくて十分に尋ねられなかったときや質問を逃したときには，セッション終了後にフロアで，演者に直接聞くのがよいでしょう．決して恥ずかしいことではなく，国際学会ではよくみられる光景です．参加者は名札を付けていますので，探して話しかけることはできるはずです．

　Dr. ○○, your presentation is very interesting to me. May I talk with you a little more about details?（○○先生，あなたの発表内容にとても興味をもちました．もう少し詳しいことをおうかがいしたいのですが．）

　もちろん，懇親会などで話しかけてもかまいません．そのことが懇親会の目的の1つでもあるのです．

　Excuse me, Dr. ○○? Didn't you give a presentation on ～?（すみません，○○先生．先生は～についての発表をされていましたね．）

7. 懇親会 banquet の注意点

　懇親会は飲み物や食事とともに，出席者相互の親睦を深める機会です．主催者や来賓の挨拶の後に乾杯が行われ，その後自由に飲食します．立食パーティーの形式をとりますから，多くの参加者に積極的に話しかけて友人をつくってください．

　プログラムでパーティーの確認ができるはずですが，不明な点があれば受付 registration desk や総合案内 general information desk で聞いてみましょう．

　　Can you show me the details about the banquet?（懇親会のことについておうかがいしたいのですが．）

　　Can you tell me when the party starts?（懇親会は何時に始まりますか？）

　もし事前に懇親会の申し込みをしていなかった場合には，現地で申し込みましょう．通常は，会場でも申し込みが可能です．

　　I would like to sign up for the banquet, please.（懇親会の参加申し込みをしたいのですが．）

　学会情報欄にも書きましたが，懇親会の服装はチェックしておきましょう．

　　Shall I dress up for the party? / Does the party have dress code? / What is the proper attire for the banquet?（懇親会は正装していくべきでしょうか？）

　日本人は概してパーティー会場の端で固まっていることが多いです．皮肉の意味を込めて，「国際学会に参加すると，一緒にいた日本人同士が非常に仲良くなれる」とすら言われています．これは日本人の悪いところです．せっかくの機会ですから，海外の参加者と密に交流しましょう．

　　I woud like to propose a toast to our future.（私たちの未来に乾杯したいと思います．）／乾杯！(Cheers!)

コラム

間違いやすい英語表現

押味貴之
日本大学医学部医学教育企画・推進室 助教

　学会発表では「話す英語」への許容度は高く，多少文法を間違えても大きな問題とはなりません．しかしポスターやスライドにおける「書く英語」での間違いは，発表内容の信憑性にも影響するくらい大きな問題となります．
　ここではそのような「書く英語」での間違いやすい英語表現をご紹介します．

1. スペースに関する間違い

1) コンマやピリオドの後には半角スペース
　　誤）... for 2014.With the Chilean...
　　正）... for 2014. With the Chilean...
2) 数字と単位の間には半角スペース
　　誤）5mg
　　正）5 mg

　ただし％と℃（℉）という2種類の単位は例外で，この単位の前には半角スペースは不要です．
　　誤）80 %
　　正）80%

2. 全角と半角に関する間違い

　英語のスライドでは全角英文で入力してはいけません．たとえそれが英語の記号であっても，全角のフォントを使うと，前後のスペースや上下の行間隔に影響を与えます．必ず半角英文で入力するようにしてください．
　　誤）８０％
　　正）80%

3. 範囲の記載に関する間違い

　「500 ～ 600 mg」のような記載は日本語では当たり前のように使われますが，英語では使えません．日本語の全角フォントのまま「～」を使うのは論外ですが，半角英文で"~"という記号を使っても間違いです．半角英文の"~"は「およそ」「約」という意味の記号で，"~30%"「約30%」のように使います．

誤）500~600 mg
正）500-600 mg

4. 略語に関する間違い
略語を用いる際には最初にスペルアウトすることが原則です．
誤）OA (osteoarthritis)
正）osteoarthritis (OA)

5. 引用符に関する間違い
日本語の「特定機能病院」を英語にする際に，引用符をつけて"Advanced Treatment Hospital"のようにするのは誤りです．引用符はその名の通り引用する場合のみに用います．日本語の鉤括弧は強調するだけの意味ですので，大文字にすることもせず，そのまま英語にしましょう．「特定機能病院」の英訳は以下のとおりです．
誤）"Advanced Treatment Hospital"
正）advanced treatment hospital

医学・福祉に関する基本情報

Part 2

I 章　わが国の医療をめぐる背景

1. 少子高齢化 low birthrate and aging society

　多くの先進国が直面しているのが，少子高齢化の問題です．なかでも日本はその傾向が顕著です．総務省の「人口推計」によると，総人口に占める65歳以上の割合は24.1％（2012年）と過去最高の値であり，さらに年々増加し続けています．
　わが国の平均寿命は男性79.4歳，女性85.9歳と世界のトップクラスです（厚生労働省「平成23年簡易生命表」）．一方で，出生数は年々減少し，2012年は103万7,231人と過去最低を記録しました（厚生労働省「平成25年（2013年）人口動態統計の年間推計」）．
　一人の女性が一生の間に産む子どもの数を表す指標として，合計特殊出生率があります．第二次ベビーブームの1974年にはその数が2.14でしたが，以後徐々に減少し，2005年には1.26と過去最低の値でした（厚生労働省）．近年は，政府の子育て支援に対する取り組みなどもあり，その値は回復傾向にあります．

表 1-1 合計特殊出生率の国際比較

国	合計特殊出生率
フランス	2.01
イギリス	1.96
スウェーデン	1.90
アメリカ	1.89
日本	1.41
イタリア	1.40
ドイツ	1.36

（国民衛生の動向2012/2013年版，厚生統計協会）

表 1-2 主要国における総人口に占める65歳以上の割合

国	65歳以上の割合（％）
日本	24.1
ドイツ	20.6
イタリア	20.3
スペイン	17.7
フランス	17.5
イギリス	16.4
アメリカ	13.3
ロシア	12.7

（国民衛生の動向2012/2013年版，厚生統計協会）

2012年には合計特殊出生率が1.41となりましたが，依然として先進諸国では低いほうです（表1-1）．

さらに，出産する女性の高齢化も進んでいます．第1子を出産する母の平均年齢は30.1歳（2011年）であり（厚生労働省），1950年と比較して5.7歳も高くなりました．このような状況が続くことで人口構造の変化が生じ，医療構造や社会経済にも影響が生じました．

何人の現役世代が一人の高齢者を支えるかということを，65歳以上の人口（表1-2）と15～64歳の人口を比較することでみてみます．2012年にはこの値が2.61ですが，2053年には1.3人で一人の高齢者を支える時代になるようです．

MEMO

2. 死亡原因 cause of death

　わが国では2012年に125万6,254人が死亡しています．その原因（死因）として，がんが36万790人と最も多く，以下，心疾患19万8,622人，肺炎12万3,818人，脳血管疾患12万1,505人と続きます（厚生労働省「平成24年人口動態統計月報年計（概数）の概況」）．

　死亡率の比較には年齢調整死亡率が用いられますが，諸外国と比較してもその値は低く，背景には，わが国の衛生状態が良好なこと，武力紛争がないこと，医療制度が発達していることなどが挙げられます（表2-1）．

　このように死亡率が諸外国に比べて低いものの，死因についてわが国に特徴的なことがあります．まずがんですが，他の国に比べて胃がんの死亡率が高く，肺がんと乳がんが低くなっています．近年では，わが国の食生活が欧米化することで，大腸がんの死亡率が上昇しています．

　心疾患は，わが国の死因の第2位であるものの，欧米諸国では死因の第1位を占めています．脳血管疾患の死亡率が，先進諸国のなかで低いことも特徴的です．

　病死以外の外因死ですが，溺死の死亡率が他の国に比べて高く，特に65歳以上の高齢者で死亡率が極めて高くなります．その背景には，入浴（浴槽の中のお湯に浸かる）習慣が挙げられ，多くの高齢者が入浴に関連して死亡していることがあります．

　また，自殺の死亡率も高く（人口10万対22.9，厚生労働省「人口動態統計」），先進諸国では韓国に次ぐ値です．自殺の原因として健康問題が最も多く，特にうつ病が大きく関与しています．

表2-1 年齢調整死亡率の国際比較

国	年齢調整死亡率（人口10万対）
日本	341
オーストラリア	355
フランス	369
スウェーデン	375
カナダ	376
ニュージーランド	382
オランダ	393
ドイツ	411
イギリス	419
アメリカ	486

（国民衛生の動向2012/2013年版，厚生統計協会）

3. 生活習慣病 life style disease

　心疾患や脳血管疾患の背景には，糖尿病，高血圧，脂質異常症などの生活習慣病が関与しています．生活習慣病は，食生活や運動習慣などの生活習慣とこれら疾患の関係が明らかなことから，このように呼ばれるようになりました．

① 糖尿病

　糖尿病には，生活習慣と無関係に，主として小児期から発症する1型糖尿病（インスリン依存型糖尿病：IDDM）とインスリン非依存型の2型糖尿病（NIDDM）があります．多くは後者であり，その発症には肥満，過食，運動不足が関与しています．
　2012年の厚生労働省「国民健康・栄養調査」では，糖尿病が強く疑われる人が950万人，糖尿病の可能性が否定できない人が1,100万人と，あわせて2,050万人でした．糖尿病は前記の主要死因の危険因子ですが，慢性腎不全で透析導入となる原因や失明の原因として，最も多いことが知られています．

② 高血圧

　高血圧は心疾患や脳血管疾患の危険因子ですが，患者数は約4,000万人にのぼります．収縮期血圧が140mmHg以上の人は，20歳以上の男性の35.7％，女性の25.5％を占めます（平成24年国民健康・栄養調査）．血圧が高いほど脳卒中，心筋梗塞，慢性腎臓病などの罹患率および死亡率が高くなります．
　わが国では高血圧の影響が，心筋梗塞よりも脳卒中に特異的に現れます．このように高血圧から脳卒中が多発している理由の一つとして，食塩の過剰摂取（塩分の取り過ぎ）が挙げられます．高血圧者の約半数は，塩分摂取量の管理が不十分であると指摘されています．

③ 脂質異常症

　脂質異常症は，高LDLコレステロール血症，低HDLコレステロール血症，高トリグリセライド血症を総称します．特に，総コレステロールおよびLDLコ

レステロールの値が指標とされ、日米欧いずれのガイドラインでも、これらの高値が診断の基準になっています。

わが国では、総コレステロールが高値（240mg/dl 以上）の人は、20歳以上の男性の9.8%、女性の14.7%を占めます（平成24年国民健康・栄養調査）。脂質異常症は虚血性心疾患の危険因子です。

④ メタボリックシンドローム

栄養過多や運動不足による肥満、特に内臓脂肪の蓄積を基盤として、動脈硬化の危険因子が重複した状態をメタボリックシンドロームと呼びます。すなわち、内臓脂肪の蓄積をウエスト周囲径で代替し、それに糖代謝異常、脂質異常、血圧上昇のうち2つ以上の危険因子を有する状態と定義されます。

メタボリックシンドロームのような危険因子の重積が、動脈硬化の発症リスクを高めることが示されています。特に、メタボリックシンドロームを有する人はそうでない人に比べて、循環器疾患の罹患リスクや死亡リスクが1.5～2.4倍になります。

MEMO

4. 救急医療 emergency medicine

　救急医療の原点は1963年の消防法改正により，事故や災害による患者の搬送を消防機関の業務としたことにあります．1976年には24時間の診療体制をとる救命救急センターの整備が開始され，重症度や緊急度に応じた医療体制の整備が進められました．
　初期（一次）救急医療機関は，外来診療によって救急患者の対応を行います．これには在宅当番医や休日夜間急患センターなどが含まれます．
　二次救急医療機関は，入院や緊急手術を必要とする重症の救急患者に対する医療を提供します．救急告示病院や大学病院などが担当しています．
　三次救急医療機関は，二次救急医療機関で対応できない重篤な救急患者に高度な医療を提供し，救命救急センターが該当します．現在，人口100万人に対して1カ所の割合で，救命救急センターが設置されています．
　わが国では救急患者が年々増加し，救急車による出動件数は2011年に570万7,655件と，過去最多でした（総務省）．多くは病気によるもので（62.4％），一般の負傷が14.2％，交通事故が9.7％と続きました．これに伴って，救急隊が搬送した心肺停止傷病者数も増加しつつあり，1996年には7万2,542人であったのが2011年には12万7,109人になりました．
　わが国における心肺停止者の救命率は，パラメディック（救急救命士）制度の発達した北米，ドクターカーやドクターヘリの発達した欧州に比べて低いと指摘されました．そこで1991年，一般人にも自動式体外式除細動器（AED）の使用が認可され，心肺蘇生の向上が図られました．救急要請の通報から現場到着までの時間は，平均で8.2分です（2011年）．したがって，救急隊到着前の一般人による応急処置が重要となります．
　2011年に救急隊が搬送したすべての心肺停止傷病者のうち，一般市民による応急手当てが行われた場合の1カ月生存率は6.5％で，行われなかった場合の5.4％よりも高い値でした（平成23年版救急・救助の現況）．さらに，心臓が原因の心肺停止で，かつ，倒れたところを目撃された人のうち，一般人によって除細動が行われた場合の1カ月生存率は45.1％と，行われなかった場合の10.3％に比べて明らかに高いことがわかりました．
　このように，病院前救護（プレホスピタルケア）の重要性が指摘されていますが，一般市民の応急手当，特にバイスタンダーCPR（救急現場に居合わせた人によ

る心肺蘇生）の実施率向上が求められています．

Key words

高齢化 aging，少子化 decline of birth rates,
年齢調整死亡率 age-specific death rates，死因 cause of death,
悪性腫瘍（がん）malignant neoplasm（cancer），心疾患 heart diseases,
脳血管疾患 cerebrovascular diseases，自殺 suicide，溺死 drowning,
入浴中の不慮の溺死 accidental drowning and submersion while in bath-tub,
生活習慣病 life style diseases，糖尿病 diabetes mellitus,
インスリン依存性糖尿病 insulin-dependent diabetes mellitus,
インスリン非依存性糖尿病 noninsulin-dependent diabetes mellitus,
高血糖 hyperglycemia，高コレステロール血症 hypercholesterolemia,
高トリグリセリド血症 hypertriglyceridemia，高血圧 hypertension,
メタボリックシンドローム metabolic syndrome,
内臓脂肪の蓄積 accumulation of visceral fat，救急医療 emergency medicine,
救急外来 emergency room，救急車 ambulance,
心肺停止 cardiopulmonary arrest（CPA）,
心肺蘇生 cardiopulmonary resuscitation（CPR），除細動 cardioversion,
自動体外式除細動器 automated external defibrillator（AED）,
プレホスピタルケア pre-hospital care,
バイスタンダー CPR bystander cardiopulmonary resuscitation

MEMO

II章　知っておくべき傷病

1. 脳血管障害 cerebrovascular disease

　わが国では年間130万人以上が脳血管障害に罹患し，約12万人が死亡します．これは，わが国の死亡原因の第4位です．

　脳血管障害は，脳の血流が途絶えるものの血流が直ちに再開して脳機能が完全に回復する一過性脳虚血発作（TIA）と，一過性でない脳卒中に大別されます．脳卒中には脳梗塞，脳出血，くも膜下出血が含まれます．脳血管障害の頻度ですが，TIAが5.8%，脳梗塞が71.1%，脳出血が16.7%，くも膜下出血が6.4%です（脳卒中治療ガイドライン，日本脳卒中学会）．

① 脳梗塞

　脳梗塞は脳の血管に十分な血液が行き渡らないことで生じますが，その原因により3つに分類されます．
①アテローム血栓性脳梗塞：脳を灌流する太い動脈の起始部や分岐部に粥状硬化巣（アテローム）が原因で，その頻度は24.1%．
②ラクナ梗塞：大脳白質深部や基底核などを灌流する細い動脈の穿通枝に生じた粥状硬化や動脈のプラーク破綻に起因した血栓閉塞で生じる．頻度は22.7%．
③心原性塞栓症：心臓内に生じた血栓が血流によって脳の血管に到達し，血管を閉塞することで生じる．頻度は19.2%で，多くは心房細動が原因．

　身体機能の障害や認知障害は，虚血によって障害された脳の部位に依存しますが，心原性の塞栓が最も重篤な症状を示します．
　検査では通常，頭部CTが行われますが，発症から数時間以内では異常が検出できません．したがって，診断には脳のMRIが最も有用です．
　治療としては，虚血原因の多くは血栓によるものなので，発症から約4.5時間以内に病院に到着した際には，血栓溶解薬である組織プラスミノーゲンアクチベーター tissue plasminogen activator（t-PA）が投与されます．ある程度の時間が

経過している場合には，さらなる虚血を防ぐために，抗血小板薬や抗凝固薬が使用されます．

② 脳出血

　脳出血（脳内出血）は被殻と視床に多く発生し，両者で約70％を占めます．いずれも，栄養血管である穿通枝が破裂することで生じますが，高血圧が大きな原因です．高齢者，アルコール多飲者，抗凝固薬内服者では発生の危険性が高まります．

　局所の神経症状は，出血によって障害された部位に依存します．急性に発症しますが，出血部位とその大きさが予後を左右します．頭蓋内圧の亢進を抑えて致命的な脳ヘルニアを防ぐために，被殻，皮質下，小脳出血の血腫除去手術が行われることもあります．

　保存的治療では，呼吸や循環動態の管理と，血圧を正常域に低下させ，脳の浮腫を除去する治療が行われます．

③ くも膜下出血

　くも膜下出血は，くも膜下腔を走行する血管から出血した状態ですが，多くは動脈瘤の破裂が原因です．ストレスや高血圧が瘤破裂の原因ですが，突然の激しい頭痛や嘔気，嘔吐，髄膜刺激症状がみられ，出血によって髄液が血性になります．

　破裂した動脈瘤は再破裂することが多いので，血管内手術で動脈瘤を塞栓することや，開頭手術で瘤にクリップをかける手術（クリッピング）が行われます．そして，血圧を下げ，血管攣縮を予防します．

　いずれの脳血管障害も，発症直後から廃用症候群を予防し，早期の日常生活動作（ADL）向上と社会復帰を図るために，発症後早期から積極的なリハビリテーションを行うことが推奨されます．

■ Key words

脳卒中 stroke，　一過性脳虚血発作 transient ischemic attack，
脳梗塞 cerebral infarction，　アテローム硬化 atherosclerosis，
脳塞栓 cerebral embolism，　ラクナ梗塞 lacunar stroke，
脳出血 cerebral hemorrhage，　くも膜下出血 subarachnoid hemorrhage，

動脈瘤 aneurysm, 高血圧 hypertension

英文抄録

Annually in Japan, more than 120-thousands people die of strokes, 4th leading cause of deaths. It is caused mainly by either cerebral infarction or hemorrhage.

Cerebral infarction, accounts for more than 70% of all strokes in Japan, is induced by atherosclerosis (atherothrombotic) or embolization of the clot. Because of most ischemia is due to thrombus, thrombolysis is performed when the patients are brought to the hospital within 4.5-hours of onset. If more time has passed since onset, antiplatelets or coagulants are used to prevent further strokes.

Cerebral hemorrhage, although the numbers are decreased recently, accounts for 17% of all strokes in Japan. The risk of cerebral hemorrhage increases with age, hypertension, or heavy alcohol consumption. The commonly involved sites are the basal ganglia and thalamus. Surgery is sometimes carried out if removal of accumulated clot is deemed necessary to save the patient's life. It is important to lower blood pressure to normal levels. The early onset of rehabilitation is recommended to improve quality of lives of the stroke patients.

MEMO

2. 身体障害と義肢 physical disability and artificial limb

　厚生労働省の調査によると，わが国における身体障害者数は386万4,000人（2011年）で，国民全体の約3％に相当します．身体障害には，視覚障害，聴覚・言語障害，肢体不自由，心臓や腎臓といった内部の障害などが含まれます．なかでも，肢体不自由が170万9,000人と最も多く，44.2％を占めます．

① 障害者総合支援法

　10年前（2001年）には，障害者数は332万7,000人でしたから，障害者数は増加しています．また，高齢化が進んでおり，身体障害者のうち68.8％は65歳以上です．
　そこでわが国では2013年4月に，「障害者の日常生活及び社会生活を総合的に支援するための法律（障害者総合支援法）」が施行されました．この法律は，障害者に対する社会参加の機会確保と地域社会における共生，社会的障壁の除去が行われるよう，総合的かつ計画的に日常生活の支援を行うことを目的としています．この法律により，例えば重度の肢体不自由者などで，常時介護を要する障害者に対する訪問看護対象を拡大することなども定められました．
　肢体不自由者が義肢や車いす，装具などを使用することがありますが，これらの補装具費にかかる費用は支給され，利用者は原則1割負担になっています．2011年に身体障害者が補装具費を購入した際の給付費は総額196億円ですが，なかでも車いすの購入が約53億円と最も多く，義肢は24億円を占めています（国民の福祉の動向，厚生統計協会）．

② 四肢切断

　前述のように，肢体不自由者のなかでは，義肢や車いすを利用する人が多いわけですが，切断，すなわち四肢などの一部が切り離されて除去されることを余儀なくされた人もいます．切断のうち，特に関節で切断された場合を関節離断と呼びます．
　切断の原因は以下のように分類されます．
①血行障害：糖尿病，閉塞性動脈硬化症 arteriosclerosis obliterans（ASO），閉塞

性血栓性血管炎 thromboangitis obliterans（TAO，バージャー病）
②外傷：高度の挫滅，組織欠損などで再建が困難な例
③悪性腫瘍：骨肉腫や軟骨肉腫など四肢の悪性腫瘍
④感染症：ガス壊疽，破傷風など重篤な感染症で，感染部を切断しないと生命に危険がある場合

　切断後には義肢を装着することになりますが，これは，患肢の残存機能に加えて義肢を用いることで，生活空間を拡大し早期に社会生活を営めるようにするためです．したがって下肢では，起立の保持と歩行が主な役割となります．なお上肢では，細かな手の運動（手関節の回内や回外，指の動き）などがまだ不十分であり，今後の技術進歩が望まれます．
　四肢の切断による合併症として，切断部分の循環障害による浮腫，断端部が機械的に刺激されることによる疼痛などがあります．また，すでに切断された四肢の一部があたかも残存しているように見える幻視があります．そして，その幻視部に疼痛を感じる幻肢痛があります．

Key words

身体障害者 physically disabled person，義肢 artificial limb / prosthesis，
装具 orthosis / brace，切断 amputation，
閉塞性動脈硬化症 arteriosclerosis obliterans，
閉塞性血栓性血管炎 thromboangitis obliterans，重症外傷 severe injury，
感染症 infection，幻視 phantom limb，幻肢痛 phantom pain

英文抄録

Disability is a disadvantage for a given individual resulting from an impairment or disability that limits or prevents the fulfillment of a role that is normal for that individual. Reduced activity of a disabled person interferes with normal recreation, occupational status and activities of daily living.

In Japan, approximately 3.9 million persons are physically disabled and account for 3% of all population in 2011. The numbers have been gradually increased. Among them, the persons with 65 years or older comprise 68.8%. Nearly half of them (44.2%) have their physical handicap in the extremities.

Some of the patients suffering from severe arteriosclerosis obliterans, thromboangitis obliterans, injuries, malignant bone tumor or infections undergo amputation of the involved limb. Owing to the loss in a limb, impairment which is any loss or abnormality of psychological, physiological or anatomical structure of function may occur. For these patients, specialists' medical supervision or care to cope with the underlying cause of their disabilities is required.

3. 嚥下障害 dysphagia

　嚥下障害とは，口腔内の食塊や水分を喉から食道，胃へと送り込む過程において，「飲み込みにくい」「むせて気管に入る（誤嚥）」「喉に詰まる」「喉に痛みや突きささるような感覚を覚える」というような症状のことをいいます．

　その過程は大きく2つに分類されます．一つは口腔咽頭嚥下障害（食物の咽頭部における移動困難），もう一つは食道嚥下障害（食道から胃への食物通過）です．

　嚥下障害の原因は，脳・脊髄疾患（脳性麻痺，パーキンソン病），筋力の低下・萎縮（筋ジストロフィー），がん（口腔・舌・咽頭・喉頭・食道がん），心因性疾患（恐食症），脳血管障害（脳卒中），加齢，さらに喫煙，アルコールの過剰摂取，口腔内の問題（歯・義歯）など，さまざまです．嚥下障害はすべての人に起きうる症状ですが，高齢者や脳卒中，がん患者などで頻発します．

　嚥下障害の患者は，窒息，肺炎などにより生命の危険に曝されるばかりでなく，日常の食事に関するさまざまな楽しみを奪われています．昨今では，言語聴覚士，作業療法士，理学療法士，リハビリテーション医，歯科医師，管理栄養士，看護師，他の医療関係者によって組織された医療チームが，患者のQOLを考慮した治療と食事方法を検討し，実践しています．

① 症状

嚥下障害は，嚥下の過程に従って，以下のような症状を起こします．
①口腔期［準備期（食物を口腔に入れて咀嚼し，食塊にする期間）を含む］
　　舌・口腔内器官の疼痛，麻痺，運動障害によって，食べ物が口からこぼれたり，唾液の分泌不足などで噛めず，食塊にできない．また，食物が口腔内に残る．
②咽頭期（嚥下反射が起き，食塊を咽頭から食道へ送る期間）
　　せき込むことで飲み込めない．口腔，鼻腔，喉頭腔が反射的に閉鎖され，食塊が咽喉につかえ，気管への誤嚥を起こすと，食塊窒息に至る危険性がある．
③食道期（食塊を蠕動運動によって食道から胃へと送り込む期間）
　　食道の腫瘍，炎症，瘢痕などによって通過障害をきたす．胸痛，胸部への圧迫感がある．結果的に低栄養，体重減少，脱水症状，肺炎，窒息など，生命の危機に瀕する症状が起きる．

② 診断と治療

　嚥下障害の診断は，リハビリテーション医や言語聴覚士などによる病歴の聞き取りから始まります．あわせて反復唾液嚥下テスト repetitive saliva swallowing test（RSST），嚥下造影検査 videofluorographic examination（VF），嚥下内視鏡検査 videoendoscopic examination（VE），胸部 X 線検査，血液検査などにより診断され，それらの結果に従って，医療チームによる治療が行われます．

　患者の状態が落ち着いていて比較的良好である場合は，直接的な食事摂取の訓練を行います．その場合，摂食時の適切な姿勢に注意します．可能であれば，顔の筋肉訓練，可動域の訓練，嚥下および言語療法を行います．

　口腔・咽頭がんや食道がんの患者では，がんそのものによる痛み，神経麻痺，食物の通過障害があるほか，手術後には放射線治療，化学療法の副作用による吐き気，唾液の減少，手術後の器官の変化などによって，嚥下障害が生じている可能性があります．そのため，嚥下過程の障害に応じて，食形態，マッサージ，運動訓練，嚥下方法などの治療が検討され，実施されます．食事摂取が不能の場合は，経皮内視鏡的胃瘻造設術が行われることがあります．

Key words

誤嚥 accidental ingestion,
口腔咽頭嚥下障害，食道嚥下障害 oropharyngeal dysphagia /esophageal dysphagia,
脳・脊髄疾患 cerebrospinal disease, 脳血管発作 cerebrovascular accident,
反復唾液嚥下テスト repetitive saliva swallowing test,
嚥下造影検査 videofluorographic examination,
嚥下内視鏡検査 videoendoscopic examination, 経管栄養法 tube feeding,
経皮内視鏡的胃瘻造設術 percutaneous endoscopic gastrostomy

英文抄録

Dysphagia (swallowing difficulty) refers to difficulty or inability in swallowing food or choking when solid food or liquid passes from the oral cavity to the esophagus, then to the stomach. The process is mainly classified into two types: oropharyngeal dysphagia (moving trouble through the pharynx and larynx to the upper esophagus) and esophageal dysphagia (through the esophagus toward the stomach) . Although dysphagia may occur in every type of person, it frequently does among the elderly and patients with strokes as well as cancers. Causes are various: e.g. cerebrospinal diseases (cerebral palsy, Parkinson's disease), cerebrovascular accident (strokes), declining in muscle strength, oral, lingual, pharyngeal, laryngeal and esophageal cancers, psychogenic disorder (food refusal).

Nowadays, a team of medical staffs consisted of rehabilitation specialists (physiatrist, PTs, OTs, STs), dentists, registered nurses, registered dietitians, and other medical staffs discuss to establish an appropriate treatment keeping the patient's QOL in mind.

4. 認知症 dementia

　国際疾病分類（ICD-10）によると認知症とは「通常，慢性あるいは進行性の脳疾患によって生じ，記憶，思考，見当識，理解，計算，学習，言語，判断等多数の高次脳機能の障害からなる症候群」（WHO）とされています．

　認知症をきたす主な疾患・病態はアルツハイマー病，前頭側頭型認知症，レビー小体型のような変性疾患 degenerative disease です．また，脳への血液遮断によって神経細胞が死滅し，神経伝達が不能となる脳卒中，脳梗塞のような脳血管障害や外傷性脳障害などによっても引き起こされます．

① 認知症への世界的な取り組み

　人口推計（総務省）の結果によると，日本は 1970 年に高齢化社会（高齢化率 7 ～ 14％），1995 年に高齢社会（高齢化率 14 ～ 21％）となり，2007 年，ついに超高齢社会（高齢化率 21％以上）となりました．そのなかで認知症は国民的課題となっています．厚生労働省は 2005 年，認知症の人々が安心して暮らせる社会を目指して，「認知症を知り地域をつくる 10 カ年」をスタートさせています．

　また，国際的にも，特に中国など東アジアにおける患者の急増が懸念されています．2013 年 12 月 11 日，G8（Group of Eight）に所属する各国の代表が集まって認知症対策について話し合う，初めての「G8 認知症サミット G8 Dementia Summit」がイギリスで開かれ，2025 年までに治療法を発見することを目指して，研究費を大幅に増額することなどを盛り込んだ共同声明が発表されました．

　このように認知症に関してその治療・予防・ケアの在り方を確立するために，世界規模での研究が推進されている状況にあります．

② 症状と治療・予防

　認知症では，記憶障害はよくみられる症状です．それは加齢に伴う短期的な物忘れとは異なり，更衣や食事のような日常的な活動を正常に行うことができない行動障害や，発音が困難となり，読み書きの誤り，会話の理解が困難となる言語障害などが生じます．

　また，精神的障害が生じ，自分の気持ちを抑制する能力を失うこともあります．

歩行困難，顔面麻痺，四肢拘縮などの身体的障害が起きる段階になると，周囲との意思の疎通が困難になります．

　認知症の根本的な治療法はなく，「早期発見・早期対応」が重要と考えられています．全身的な健康の維持によって，可能な限り進行を防ぐことを目的として，患者の生活全般の管理が行われます．薬物による治療では，脳の損傷を回復することはできないものの，症状を改善し，病気の進行を緩やかにします．

Key words

アルツハイマー病 Alzheimer's disease, 脳血管障害 cerebrovascular disease, 外傷性脳障害 traumatic brain injury, 記憶障害 memory impairment, 行動障害 behavioral disturbance, 「認知症を知り地域をつくる10カ年」Promotion of Measures against Dementia for 10 years, G8認知症サミット G8 Dementia Summit

英文抄録

Dementia is a comprehensive term for a group of symptoms caused by disorders that affect the brain. It is an organic brain disorder characterized by the death of neurons in the brain with resultant tangled mass of nonfunctioning neurons. Dementia is caused mainly by the degenerative diseases. Alzheimer's disease is the leading cause. Dementia can be caused by frontotemporal dementia, Levy body dementia. Other obvious causes are cerebrovascular diseases such as stroke or traumatic brain injury because of cutting off the blood to the brain substance. In Japan, dementia has been the national health problem since the aging society started in 1970 or before then. In 2005, The Ministry of Health, Labour and Welfare established Promotion of Measures against Dementia for 10 years, trying for the society where any people with dementia could live without prejudice but with security. As dementia is a worldwide problem, especially in Asia, the first G8 Dementia Summit opened on 11th, December, 2013, where delegates from G8 countries gathered together to discuss the measures against dementia, including national measures, treatment, prevention and way of care.

Symptoms, treatment, prevention strategies

In dementia memory impairment often occurs, but it is not as a part of normal senility. Patients make behavioral mistakes in the routine details of their daily life such as eating or putting on clothes. Such speech disorders as difficulty in pronunciation, poor comprehension of spoken language and errors reading and writing are common. Intellectual deterioration, disorientation, emotional instability or personality changes come up so that ability to control excited feelings is lost. At the stage where physical disorders in gait, facial paresis and contracture of muscles in the limbs are present, patients' mutual understanding with their environment becomes difficult. Comprehensive treatment does not exist, patients should be protected from progression of increasing impairment by maintaining of their general health as well as proper management of their whole living. Also, medication improves some symptoms and makes them severe, though it is almost impossible to cure all types of dementia.

MEMO

5. 頭部外傷 head trauma

　わが国では，年間に国民の約2%が頭部外傷で入院加療を受けます（寺野彰，一杉正仁編：カラーイラストで学ぶ集中講義　医事法学・法医学．東京，メジカルビュー社，2012）．頭部外傷の原因の多くは交通事故です．

　頭蓋骨の内側は閉鎖空間であるため，脳実質内あるいは硬膜内外への出血が生じると，血腫によって脳実質が圧迫され，脳ヘルニアが生じます．また，脳にかかる外力によって，脳は浮腫をきたします．これらの影響で頭蓋内圧が亢進し，脳幹部の血行障害や圧迫が生じれば，死に至ります．

　もちろん，脳幹部に損傷を受ければ，直ちに呼吸や循環が停止します．したがって，最初の外力で致命的損傷を負った場合は救命困難ですが，それ以外では頭蓋内圧亢進を抑えることが，救命の最低条件となります．

　救命された場合でも，精神症状，全般性認知障害，自己洞察力の低下，情動障害を認めることがあり，高次脳機能障害を残すことがあります．また，頭部外傷に伴って頸部の屈曲や伸展が生じますので，中等症以上の頭部外傷を負った患者の4～8%に，頸椎損傷を合併するといわれています（Hitosugi M, Maegawa M, Motozawa Y, et al: Analysis of cervical injuries in persons with head injuries. *Am J Forensic Med Pathol* 29: 23-26, 2008）．

① 脳震盪と脳挫傷

　外力を受けた直後に一過性の意識消失をきたすものの，脳に器質的変化を伴わない病態を脳震盪と呼びます．これに対して，非可逆的な脳組織の損傷を脳挫傷と呼び，肉眼では脳実質の小出血として確認できます．

　外力が作用した側に生じる損傷を直撃損傷 coup injury，反対側に生じる損傷を反衝損傷 contrecoup injury と呼びます．後頭部打撲では contrecoup injury（前頭部や側頭部先端の脳挫傷）が，前頭部打撲では coup injury（前頭部や側頭部先端の脳挫傷）が生じやすいのが特徴です．

　外力によって受ける回転加速度が強いと，外傷性の脳内血腫を形成することがあります．

② 頭蓋骨骨折と硬膜外血腫

　頭部に強力な直達外力を受けると，骨折が生じます．通常は頭蓋骨の骨折線として確認できますが，作用面が狭い物体による強力な打撲では，陥没骨折を生じることもあります．骨折によって頭蓋骨が変形すると，骨折線が頭蓋底に達します．

　頭蓋冠の骨折線が，中硬膜動脈による血管圧痕あるいは横静脈洞部を横断すると，硬膜と骨の間に血腫が貯留する硬膜外血腫が生じます．硬膜外血腫は側頭部から頭頂部に好発しますが，血腫が増大するまでの間，意識清明期を認めることがあり，その間に頭痛，不穏，嘔気，錯乱といった頭蓋内圧亢進に伴った状態が出現します．

③ 急性硬膜下血腫と慢性硬膜下血腫

　急性硬膜下血腫とは，頭部が外力を受けてすぐに，硬膜と脳の間に血腫が生じることです．脳挫傷による脳表の血管からの出血や，架橋静脈の破綻によって生じます．

　先に触れましたが，特に外力によって生じる回転外力が強いときに発生しやすく，骨と硬膜が強固に癒着している乳幼児や老人で，多くみられます．

　慢性硬膜下血腫とは，比較的軽微な外傷後，約3週間を経て硬膜下に血腫が生じた状態です．高齢者に多くみられますが，特にアルコール常飲者や抗凝固・抗血小板薬内服者に起きやすいことが特徴です．頭痛，精神活動の遅延，記憶障害が生じます．

④ びまん性軸索損傷

　頭蓋内に占拠性病変がないにもかかわらず，受傷直後から意識障害が続く病態です．回転加速度による剪断応力によって，広範囲に白質の軸索が傷害されることが原因です．

Key words

頭部外傷 head trauma，交通事故 motor vehicle collision，
頭蓋骨骨折 skull fracture，脳震盪 concussion，脳挫傷 cerebral contusion，
急性硬膜外血腫 acute epidural hematoma，意識清明期 lucid interval，

急性硬膜下血腫 acute subdural hematoma,
慢性硬膜下血腫 chronic subdural hematoma,
びまん性軸索損傷 diffuse axonal injury（DAI）

英文抄録

In Japan, approximately 2% of population sustains in-hospital care due to head trauma. The largest cause of head trauma is motor vehicle collision. Significant elevation of intracranial pressure with hematoma or swelling of the brain results in severe or critical states. The subdural hematoma is caused by the injury to the bridging veins and the surface of brain parenchyma. Epidural hematomas are caused by lacerations of the middle meningeal artery due to fractures mainly in the temporal bone. Damage to the brain itself may produce cerebral contusions or intracerebral hematomas. When a sudden rotational acceleration is applied to the brain, certain axons can be damaged and subsequently, patients remain vegetative or severely disabled for long period (diffuse axonal injury).

MEMO

6. 骨折 fracture

　骨の生理的連続性が断たれた状態を，骨折と呼びます．
　骨の連続性が完全に失われる完全骨折には，横骨折，斜骨折，粉砕骨折，らせん骨折などが含まれます．このような骨折部の形態（骨折線の形状）は，かかる外力の大きさや作用方向に左右されます．
　不全骨折は一部で連続性が失われているものの，全体として連続性が残っている状態で，亀裂骨折や若木骨折などが含まれます．

① 症状と治療

　骨折が起こると周囲の筋肉などを損傷し，出血が生じます．大腿骨骨幹部の骨折では，出血量が約1ℓに達します．周囲の炎症などもあり，骨折部は腫脹し，痛みも生じます．
　骨折によってずれ（転位）がある場合には，まず解剖学的に正常な位置に戻す整復が必要です．手術をせずに戻す方法として，徒手整復や牽引があります．次に，骨折部が自然治癒するように固定します．固定にはギプス包帯や副子などが用いられます．
　骨折部が関節に及ぶ場合，あるいは上記のような整復が不可能な場合は，手術によって転位を整復して固定します．骨にネジやプレートをつけることや，骨髄内に太い金属を通す方法などがあります．
　骨折の合併症として，脂肪塞栓症や感染があります．また下肢の骨折では，深部静脈血栓症による肺塞栓症が生じることがあり，これらの予防も重要です．
　また，固定後のリハビリテーションによって，関節可動域の回復・維持，筋力の維持・増強，浮腫の予防などを行います．

② 高齢者の骨折

　2010年の国民生活基礎調査では，骨折・転倒は介護保険による「要介護」の原因の9.3%，「要支援」の原因の12.7%を占めます．高齢者の骨折は，骨量が減少し，骨吸収が骨形成を上回った状態である骨粗鬆症に起因しています．好発部位は，大腿骨頸部，脊椎椎体，上腕骨頭，橈骨遠位端です．

大腿骨頸部骨折は関節包の内側で生じる内側骨折と，外側で生じる外側骨折に分けられますが，内側骨折のほうが予後不良です．基本的に手術による治療が行われます．

　椎体の圧迫骨折は胸腰椎移行部周囲で最も生じやすく，円背などの変形をきたします．

　いずれの骨折も，寝たきりになることが多く，これらの骨折があることで死亡率も6倍以上に上昇します．したがって，骨折の治療とともに骨形成促進薬，骨吸収抑制薬，ビタミンD製剤，カルシウム製剤などの投与で，骨粗鬆症の治療が望まれます．

Key words

骨折 fracture，リハビリテーション rehabilitation，シーネ splint，ギプス cast，骨粗鬆症 osteoporosis，大腿骨頸部骨折 fracture of the hip，脊椎圧迫骨折 compression fracture，転倒 fall

英文抄録

Fracture is defined as a crash or break in a bone. When a bone is fractured, because the soft tissues surrounding it are also injured, large amount of blood can be lost. If fractured bones are displaced, they have to be realigned and then immobilized with a splint or cast. Elderly people are susceptible to fractures owing to the osteoporosis. Osteoporosis, a condition with reduced bone mass, often leads to fracture of the spine, hip, and wrist. Vertebral fractures are common and subsequent lumbar lordosis and kyphoscoliosis can lead to loss of height. To prevent fractures, in addition to fall prevention measures, intakes of calucium, vitamin D, calcitonin and bisphosphanates is required.

7. 脊髄損傷 spinal cord injury

　脊髄損傷とは，外傷によって脊髄が傷つき，何らかの機能障害をきたした状態を指します．わが国では 10 万人以上の脊髄損傷患者が認められ，毎年 5,000 人以上が新たに発生しています．原因としては交通事故，高所からの転落，転倒が多くを占めます．
　最近では，脊椎の骨折などに伴って発生する骨傷性脊髄損傷よりも，非骨傷性脊髄損傷が増えています．すなわち，高齢に伴って頸椎が変形しますが，その状態で軽微な外力を受けると頸髄損傷に至ることが多くみられるようになりました．
　脊髄損傷の多くは頸髄で発生していますが，第 5 ～ 6 頸髄の損傷が最も多くみられます．呼吸筋を司る神経が頸髄から出ていますので，第 3 頸髄以上が損傷されると，呼吸不全で死亡します．

① 分類と症状

　損傷される部位と損傷程度によって，症状が異なります．
①完全損傷：脊髄がある高さで完全に損傷されること．脊髄横断症状と呼ばれ，損傷部以下の脊髄の全機能が喪失する．すなわち，全感覚脱失，運動障害，膀胱直腸障害が生じる．これらの障害は回復しない．
②中心性脊髄損傷：不完全損傷の 1 つで，シュナイダー型とも呼ばれる．主に脊髄灰白質である脊髄の中心部に損傷を認める．骨傷を認めない場合の代表的な損傷である．下肢に比べて上肢の麻痺が強く，深部感覚は保たれるが，温痛覚が障害される．牽引などの治療で，多くの機能は回復する．
③脊髄半側損傷：不完全麻痺の 1 つで，ブラウンセカール型麻痺とも呼ばれる．損傷側の運動麻痺と触覚・深部感覚障害，反対側の温痛覚障害が認められる．
④前部脊髄損傷：脊髄の前方のみが障害されるが，損傷部以下の完全運動麻痺がみられる．深部感覚および触覚は保たれる．

② 治療

　多くは骨傷を伴いますので，安静あるいは手術によって骨傷の治療が行われま

す．特に頸椎では損傷直後の移動によって，さらに障害を悪化させないように注意を要します．通常はカラーなどで頸部が固定されて搬送されます．脊髄の浮腫を抑えるために副腎皮質ステロイド薬や高浸透圧利尿薬などが使われます．

　損傷された脊髄の機能回復はまず不可能であるため，回復が見込まれない場合には，早期からリハビリテーションが行われます．すなわち，残存機能を最大限生かして，社会復帰を図ります．

　残存部の筋力維持や増強だけでなく，褥瘡の予防，食事，排泄，入浴，移動の介助などが必要になります．

Key words

脊髄損傷 spinal cord injury， 脊髄完全損傷 complete cord injury，
中心性脊髄損傷 central spinal cord syndrome，
脊髄半側損傷 Brown-Séquard syndrome， 頸椎損傷 cervical spine injury，
呼吸不全 respiratory failure， 運動障害 motor disturbance，
感覚障害 sensory disturbance

英文抄録

In Japan, approximately 100,000 persons suffer from spinal cord injuries. The most common mechanism of injury is motor vehicle collision, followed by falls. Spinal cord injury most commonly occurs in the cervical spine, most mobile spinal segments. The region within spinal cord which is most susceptible to direct injury is the gray matter located in the central substance. A patient with a complete cord injury has no motor, sensory function caudal to the level of injury. Among incomplete spinal cord injuries, common patterns are central spinal cord syndrome, Brown-Séquard syndrome and anterior spinal cord syndrome. When the spinal column is injured, the involved spinal segment must be stabilized. If the neurologic symptoms attributable to the spinal cord injury are present, pharmacologic treatment also should be initiated.

Ⅲ章　人体の構造と動き

1. 人体の仕組み basic structure of the human body

　人体の外観は，民族，男女，年齢，体格等によってかなり異なりますが，その構造は基本的に共通する特徴をもっています．しかも最新のコンピュータ以上に複雑で，驚くべき働きをしています．

　構造的には，類似の働きをする細胞 cell が集まり組織を，類似の働きをする組織 tissue が集まり器官を，類似の働きをする器官 organ が集まり体系 system を形成しています．

　解剖学的な体系として，骨格，筋肉，神経（感覚器官を含む），循環（血管・リンパ系），消化器，呼吸器，泌尿器，生殖，内分泌系に分類されます．ここでは骨格，筋肉，神経系を中心に解説します．

① 骨格 skeleton（図 1-1, 2）

　目を閉じる，発話する，呼吸する，食べる，座るなど，あらゆる体の動きは，骨と関節，筋肉，靭帯，腱によって可能となります．

　成人の骨格を構成する通常 206 個の骨〔脊椎：26 個，上肢（一側）：32 個，下肢（一側）：31 個〕は，軽く，しかし非常に堅固で，体に枠組みを与えています．靭帯と腱が骨と骨をつないで関節をつくり，体にさまざまな動きをさせるとともに，例えば頭蓋骨は体の司令塔である脳を，肋骨と胸椎は生命維持器官である心臓と肺を，骨盤は腸や女性の子宮を，脊椎は神経組織である脊髄を保護しています．

　骨が硬く強いのは，ミネラル（カルシウム），リン，カリウムを含有しているからですが，これらは神経の情報伝達活動にも必要な物質です．そして主要な骨は次のような働きをしています．

①頭蓋骨 skull/cranium：28 個の脳がジグソーパズルのように融合する．脳を収める神経頭蓋と顔面の内臓頭蓋からなる．

②下顎骨 mandible：頭蓋のなかではこの骨のみ本体と分離し，食物を噛むこと

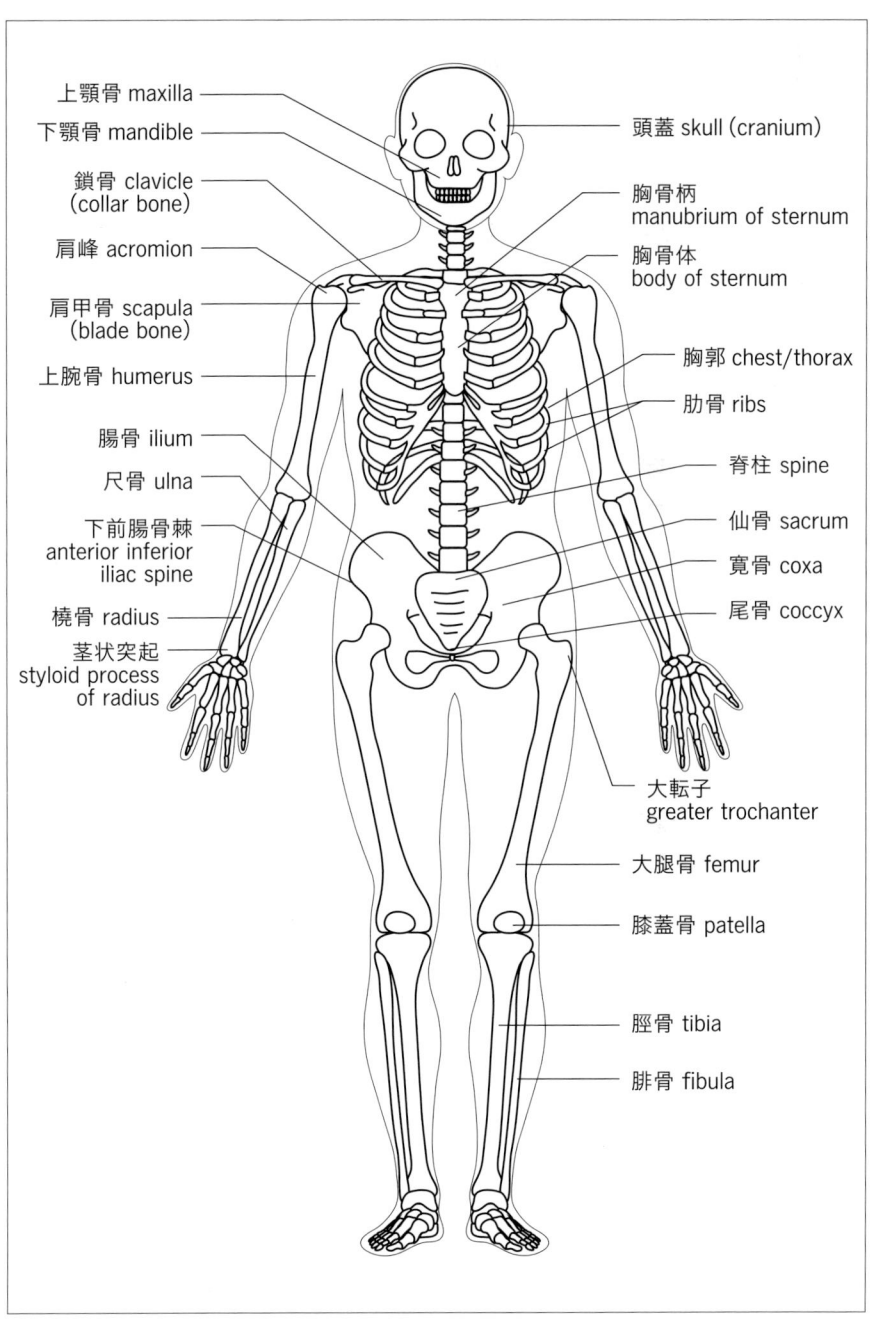

図 1-1　骨格

- 上顎骨 maxilla
- 下顎骨 mandible
- 鎖骨 clavicle (collar bone)
- 肩峰 acromion
- 肩甲骨 scapula (blade bone)
- 上腕骨 humerus
- 腸骨 ilium
- 尺骨 ulna
- 下前腸骨棘 anterior inferior iliac spine
- 橈骨 radius
- 茎状突起 styloid process of radius
- 頭蓋 skull (cranium)
- 胸骨柄 manubrium of sternum
- 胸骨体 body of sternum
- 胸郭 chest/thorax
- 肋骨 ribs
- 脊柱 spine
- 仙骨 sacrum
- 寛骨 coxa
- 尾骨 coccyx
- 大転子 greater trochanter
- 大腿骨 femur
- 膝蓋骨 patella
- 脛骨 tibia
- 腓骨 fibula

Ⅲ章　人体の構造と動き

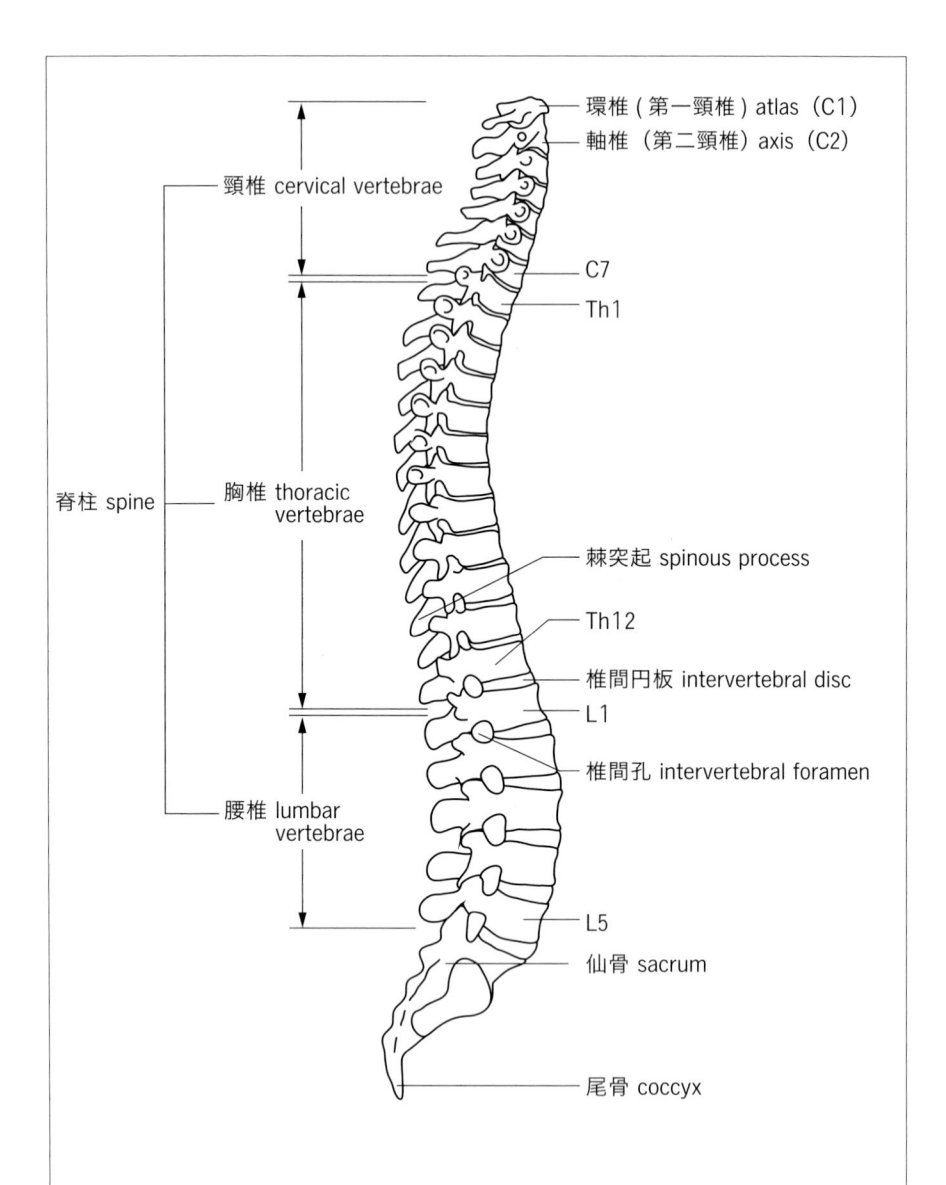

脊柱 spine は，頸椎 cervical vertebrae：7個，胸椎 thoracic vertebrae：12個，腰椎 lumbar vertebrae：5個，仙椎 sacrum/sacral vertebrae：5個（通常融合して1つの仙骨を形成），尾椎 coccyx/coccygeal vertebrae：1〜4個（通常融合して尾骨を形成），からなる．

図1-2 脊椎

を可能にする．上顎骨との間が口腔である．
③脊柱 spine：26 個の椎骨と，各骨の間の軟骨状の椎間円板からなる．
④大腿骨 femur：最大の骨．骨全体の重さの約 1/4 を占める．ちなみに最小の骨は耳内のあぶみ骨 stapes である（約 3mm）．
⑤手指骨 phalanges of fingers（単数形は pharynx）：人の手指骨は配置が独特であるため，親指とその他の指がそれぞれ向かい合うという母指対向性 opposable thumb をもつ．

② 骨と関節の構造

骨 bone は，骨膜 periosteum に包まれ，外側の硬い層である緻密質 compact substance と，内側の軽い層である海綿質 spongy substance からなる骨質，および髄腔 marrow cavity 内の骨髄 bone marrow で構成されています．

髄腔とは長骨の骨幹内にある空洞部であり，海綿質の小腔に連続し，骨髄，血管，神経，リンパ管が入り込んでいます．

軟骨 cartilage は弾力性のある結合組織で，主に関節，胸郭壁，喉頭，気道などにあります．

関節には不動性結合 synarthrosis と可動性結合 diarthrosis があり，ほとんどが大きく可動する滑膜性連結です．骨と骨は筋肉，靭帯で連結されています．骨端は滑りやすい軟骨で覆われ，相対する骨の間に満たされている滑液が，骨同士の摩擦を防いでいます．

関節は，その機能などから車軸関節 pivot joint，蝶番関節 hinge joint，球関節 ball and socket joint，楕円関節 ellipsoid joint などに分類されます．

③ 筋組織 muscles（図 1-3）

筋肉のほとんどが丈夫な帯状の腱によって，骨や他の筋肉とつながり，収縮，弛緩します．以下の 3 種類があり，それぞれの特徴に合った運動をしています．
①骨格筋 skeletal muscle（随意筋 voluntary muscle，横紋筋 striated muscle）：骨に付着し，運動と姿勢を保持する．構造的に横紋がある．
②平滑筋 smooth muscle（不随意筋 involuntary muscle）：体の内部器官壁にある（例えば，腸管壁，血管壁など）．
③心筋 cardiac muscle：心臓壁を構成する．不随意筋で横紋筋である．他の二種の筋とは異なる独自で丈夫な筋である．

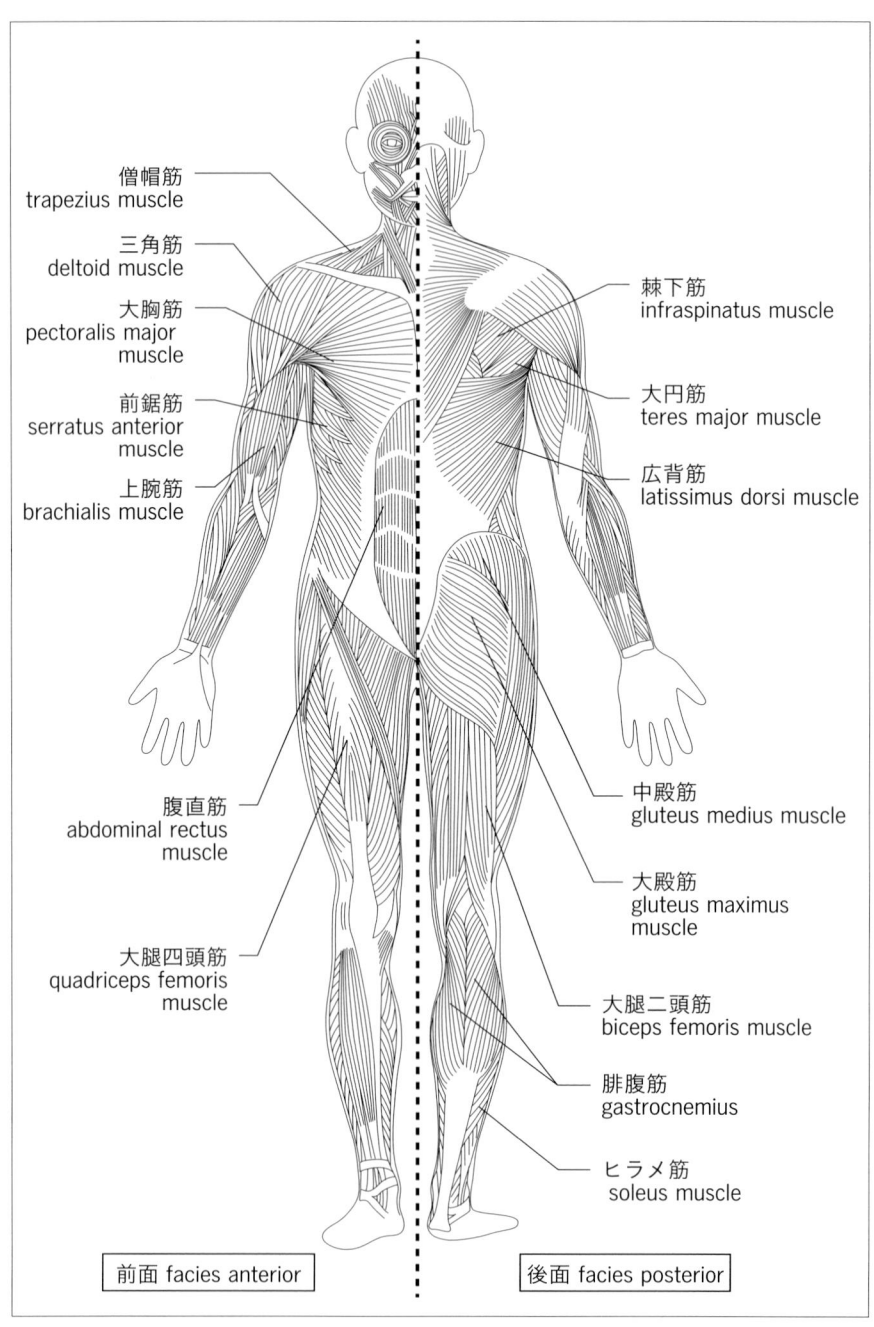

僧帽筋 trapezius muscle	棘下筋 infraspinatus muscle
三角筋 deltoid muscle	大円筋 teres major muscle
大胸筋 pectoralis major muscle	広背筋 latissimus dorsi muscle
前鋸筋 serratus anterior muscle	中殿筋 gluteus medius muscle
上腕筋 brachialis muscle	大殿筋 gluteus maximus muscle
腹直筋 abdominal rectus muscle	大腿二頭筋 biceps femoris muscle
大腿四頭筋 quadriceps femoris muscle	腓腹筋 gastrocnemius
	ヒラメ筋 soleus muscle
前面 facies anterior	後面 facies posterior

図 1-3　代表的な筋組織

④ 神経系 nervous system（図1-4）

　神経系は，体中の細胞や組織を調整，制御しています．脳と脊髄からなる中枢神経系 central nervous system (CNS) と，何億もの神経細胞（ニューロン）の集まりである末梢神経系 peripheral nervous system (PNS) から構成されます．
　中枢神経系は，すべての神経を連結する中枢であり，PNSからの刺激を受け，興奮を起こし，体を制御，調整しています．
　末梢神経系は，脳神経と脊髄神経からなる体性神経（感覚・運動に関与する）と，自律神経（呼吸，循環，消化などに関与する）に分類されます．
　神経細胞どうしの情報伝達は神経細胞間隙（シナプス）に，伝達物質である化学物質が放出されるからです．
　自律神経は，交感神経と副交感神経で構成されており，お互いの作用によって，生命維持に必要な機能を調節しています．
　脳と脊髄は極めて脆弱な組織であるので，骨，脳髄膜〔硬膜 duramater，くも膜 arachnoid (mater)，軟膜 pia mater〕によって覆われ保護されています．くも膜下腔は脳脊髄液 cerebrospinal fluid (CSF) に満たされ，外圧から神経組織を守っています．

⑤ 脳 brain（図1-5）

　脳は身体のすべての随意的，不随意的活動を制御する中枢器官です．脳はまた，複雑な思考，記憶，情動，言語活動を行う源です．
　脳の領域は，大脳 cerebrum，小脳 cerebellum，脳幹 brainstem に分離し，それぞれが異なる機能を果たしています．大脳は人が最も意識的で知的活動を行う部位であり，左・右大脳半球に分かれ，脳梁によってつながっています．
　大脳皮質 cerebral cortex は，場所によって機能が分かれています．約97％の人の言語野は左大脳半球 left cerebral hemisphere にあり，言語理解や論理的判断を行っています．ウェルニッケ野は音の意味を理解し，ブローカ野は運動野に発話に必要な運動を支持しています．右半球は，絵，音楽，図形など創造的な活動に関与します．
　小脳は主として，姿勢の維持と体の運動の調整を行います．
　脳幹の範囲は，通常，延髄と橋，中脳（間脳を含む場合もある）であり，呼吸や循環といった体の生命維持機能に関与しています．

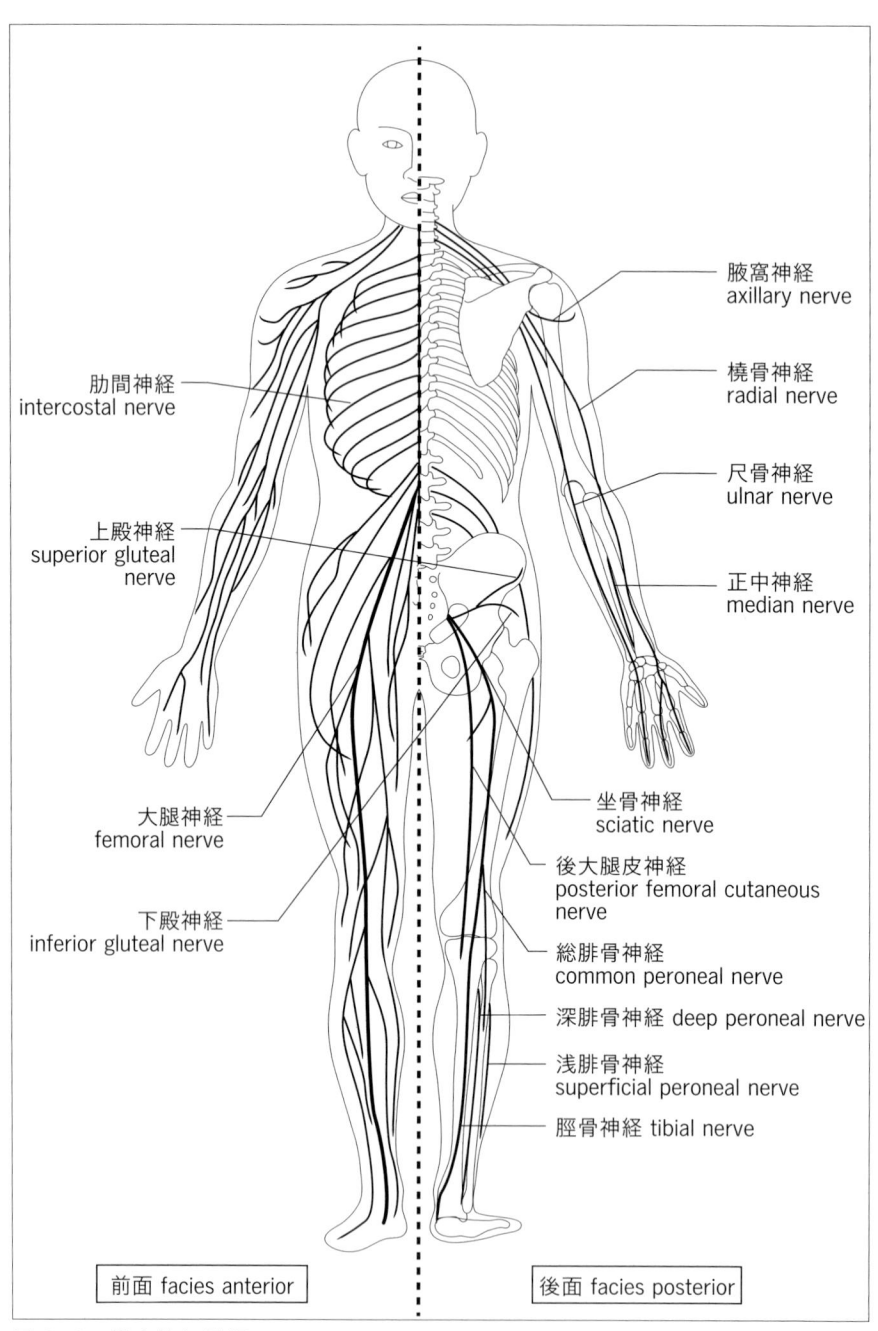

図 1-4　代表的な神経

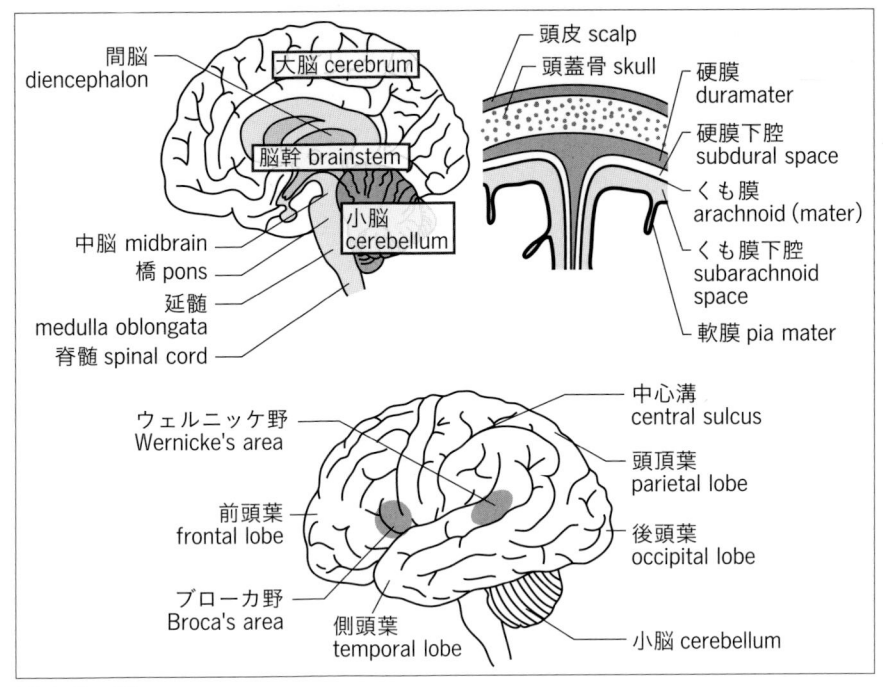

図1-5 脳

⑥ 感覚器官 sense organs

　外界からの刺激を感受して，神経系に伝える器官のことを感覚器官または感覚器と呼びます．

　人体の表面や深部には，神経の受容器 receptor が散在しています．それらが刺激を受けると，刺激は末梢神経系を通り，ニューロンを介して中枢神経系へと伝えられます．

　一般的には目（視覚器），耳（聴覚器，内耳のみ平衡感覚），鼻（嗅覚器），舌（味覚器），皮膚（触覚器，圧覚，温度覚）の五感を受容する器官を感覚器と呼びます．

　それらの感覚のうち，視・聴・嗅，平衡覚は特殊感覚 special sensation と呼ばれます．

　皮膚，筋，骨膜などの組織にある受容器に感覚されるものは，体性感覚 somatic sensation と呼ばれます．

　また，内臓痛，空腹感などは内臓感覚 visceral sensation と呼ばれます．

Ⅲ章　人体の構造と動き　131

2. 身体の動き movement of the body

　人間の身体運動は，関節の曲げ伸ばし，筋肉の緊張・弛緩，それに伴う腱や人体の動きによって可能となります．このような運動によって何気ない日常生活，スポーツ競技での意識した動き，感情や意志を表す身振りなどがなされます．しかしながら，心身の障害によって，適切に身体部位の緊張を調整することや，姿勢の保持，上・下肢を動かすことなどが難しくなる場合もあります．

　そのような障害をもつ人に円滑な運動・動作を適切に指導するには，まずその障害のレベルを測定することが必要です．そのために，関節可動域 range of motion（ROM）測定による評価などが行われます．

　以下に，ROM 測定時に活用できる基本体位に関する用語と，ROM の基本用語を示します．

① 基本体位 fundamental position

Words

前傾位 anterior standing position
中腰位 half-sitting posture
後傾位 posterior standing position

立位 standing position
直立位 upright position

座位 sitting position
端座位 sitting position on the bed
椅子座位 chair sitting position
正（膝）座位 knee sitting position
長座位 long sitting position

ファウラー位（半座位）Fowler position / semi-sitting position

臥位 recumbent (lying) position
背臥位 supine position
腹臥位 prone position
側臥位（腹臥位）lateral position/side-lying position
半側臥位 half side-lying position

② 関節可動域 range of motion (ROM) 測定（図2-1）

Words

屈曲 flexion
伸展 extension
橈屈（屈曲）radial deviation
尺屈（伸展）ulnar deviation
掌屈 palnar flexion
底屈 plantar flexion
背屈 dorsiflexion
外転 abduction
内転 adduction

外旋 external rotation
内旋 internal rotation
回外 supination
回内 pronation
挙上 elevation
引き下げ（下制）depression
内がえし inversion
外がえし eversion

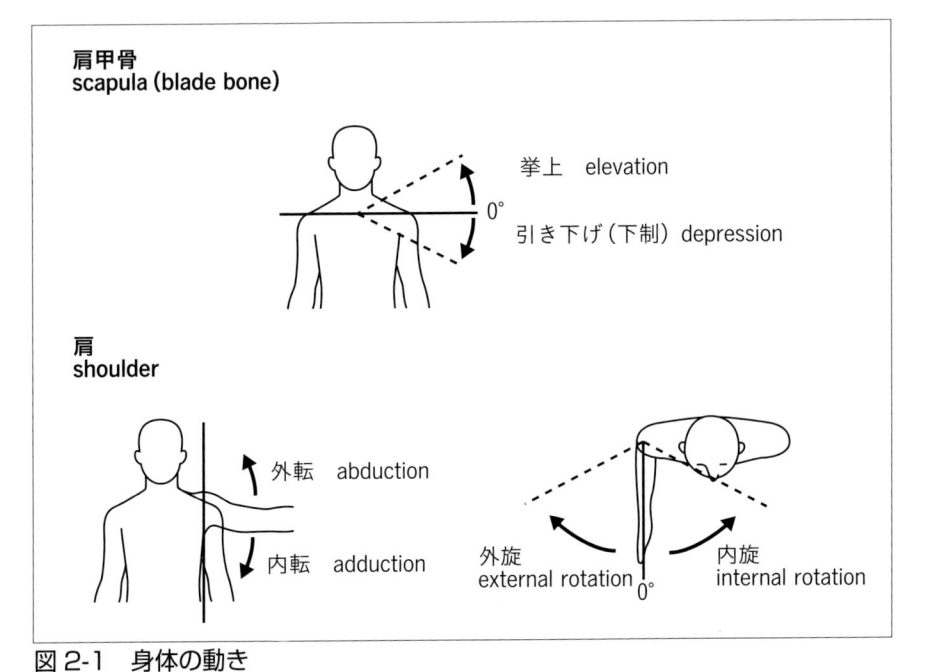

図2-1 身体の動き
（日本整形外科学会，日本リハビリテーション医学会：関節可動域表示ならびに測定法．リハ医学 32：208-217，1995を参考に作成）

前腕 forearm

回外 supination / 回内 pronation

手根 wrist

背屈 dorsiflexion（伸展 extension）
掌屈 palmar flexion（屈曲 flexion）
橈屈 radial deviation
尺屈 ulnar deviation

股 hip

屈曲 flexion
伸展 extension

足根 ankle

背屈 dorsiflexion
底屈 plantar flexion

足部 foot

外がえし eversion
内がえし inversion

頸部 cervical

屈曲（前屈）flexion
伸展（後屈）extension

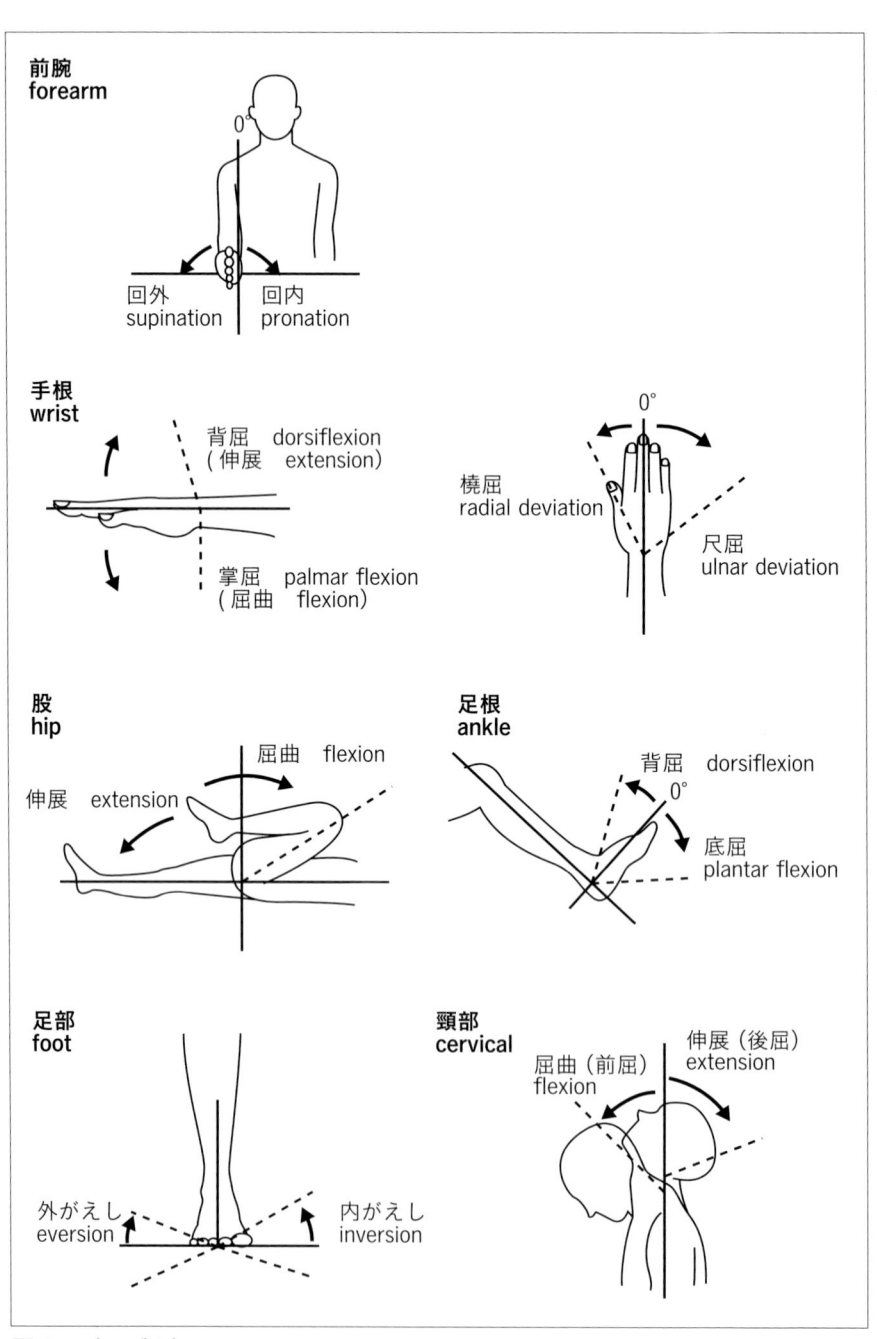

図 2-1（つづき）

IV章　福祉機器

　さまざまな福祉機器 assistive technology が，障害者，高齢者，疾病者の生活，学習，就労をサポートし，あるいは介護・介助のために使用されます．日常生活を可能なかぎり自立して円滑に過ごすために，移動用の車いすをはじめとして，さまざまな生活用具が開発されています．

　すべての福祉機器の使用に際しては，使用者の身体に状況に合った使いやすいものを選び，使用者が操作するときも，療法士が介助する際も安全が何よりも優先されます．

1. 日常生活用具 daily living utensils

① 自助具（食事用）self help device

Words

プルトップ缶開け pull tab can opener
ホルダー付きコップ cup with holder
吸い口付き蓋つきコップ cup with a lid and a mouthpiece
すくいやすい食器 cutlery easy to ladle
はめ込みテーブル（車いすに座ったまま食事できるテーブル）lap table
形状記憶スプーン・フォーク shape memory spoon / fork

② 排泄用補助具 toiletting equipments

Words

差し込み便器 bed pan
コモードチェア（室内便器）commode chair
温水洗浄便座 warm-water toilet seat
失禁パンツ incontinence pants
失禁吸収パッド incontinence pad
紙おむつ paper diaper
立ちあがり補助便座 self-lifting toilet seat
補高便座 raised toilet seat
蓄尿装具 urinary appliance
ベッド取り付け式蓄尿袋 urine collec-

tion bag
畜尿瓶 container of urine
しびん urinal
トイレ用手すり toilet arm rest for attachment to a toilet, toilet armrest
トイレ用背もたれ toilet backrest mounted on the toilet

③ 入浴用補助具 bathing equipments

Words

入浴用いす bath / shower chair
入浴用滑り止めマット nonslip bath mat
浴槽台／シャワー用いす bath / shower chair
シャワー用いす bath / shower chair with wheels
バスボード bathtub shelve
ポータブル浴槽 portable bathtub
浴室用手すり handrail for a bathroom
浴槽用手すり handrail for a bathtub

④ 寝室用機器，補助具 bedroom equipments

Words

電動調節ベッド bed with detachable bed board with powered adjustment
ギャッチベッド bed and bed board with motorized Gatch bed
褥瘡防止シートクッション cushion for pressure sore prevention
円座 donut cushion
ドアストッパー door stopper
手すり hand rails
家庭用介護ベッド home care nursing bed
手動式／電動介護ベッド manual / electric nursing bed
褥瘡防止マットレス mattress and covering for pressure sore prevention
ベッド用テーブル overhead table
ローリングベッド rolling bed

⑤ その他

Words

福祉車両 adapted vehicle, welfare vehicle
骨伝導式電話機 bone conduction telephone
点字図書 braille books
点字用具 braille writing equipment

電動点字用タイプライター electric braille writer
電動歯ブラシ electric tooth brush
電動フック electric hook
緊急通報用電話 emergency call phone
固定台付き爪切り extended nail-clipper
補聴器 hearing aid
　箱型 body worn hearing aid
　眼鏡式 spectacle hearing aid
　触振動式 tactile hearing aid
　耳かけ式 behind-the-ear hearing aid
完全挿耳型補聴器 completely-in-the-canal hearing aid (CIC)
拡大読書機 image enlarging video system
糸通し器 needle threader
リーチャー reacher
視覚障害者用地図 relief map
点字ブロック braille for the feet / tactile pavement
シルバーホン（NTTの福祉電話機の呼称）telephone for the aged / seniors

2. 移動機器 transfer aids

① 杖 cane, walking stick

　杖は，身体の支持，バランス保持に用いられる歩行補助用具です．一点支持の杖が一般的ですが，身体のバランスが著しく低下している場合には，多脚杖を使用します．
　視覚障害者用の安全杖は，白杖(はくじょう)と呼ばれます．

Words

杖（ステッキ）cane, walking stick
C字杖 C-cane
T字杖 T-cane
サイドケイン hemi walker
多点杖 multiple pointing stick
クラッチ／松葉杖（underarm）crutch
プラットフォームクラッチ（肘台付き杖）platform crutch
ロフストランドクラッチ（カフつき杖）Lofstrand crutch
四点（脚）杖 quad / quadripod cane, stick with four legs
三脚杖 tripod cane
白杖 white cane

② 歩行器 walker, walking frame

　歩行困難な人（平行棒歩行と杖歩行の中間に位置する人）が，つかまりながら移動する補助具です．
　障害のレベルや体格に合わせて，複数の種類があります．

Words

高さ調節式歩行器 height adjustable walker / walking frame
肥満者用歩行器 bariatric walker
四輪式歩行器 caster walker, four wheeled walker / rollator
折り畳み式歩行器 folding walker
交互歩行式歩行器 reciprocal walker / walking frame
二輪式歩行器／シルバーカー rollator, two wheeled walker
高さ固定式歩行器 standard walker, fixed-height walker, pick-up walker

③ 車いす wheelchair（図2-1）

Words

前輪駆動式車いす bimanual front-wheel-driven wheelchair, traveler type wheelchair
ハンドル型電動車いす electric wheelchair with driving handle
足駆動式車いす foot driven wheelchair
手動式（自走式）車いす manual wheelchair
介助用車いす manual attendant-controlled wheelchair, manual wheelchair with attendant

パワーアシスト型車いす power assist wheelchair
モジュラー車いす modular wheelchair
片手駆動式車いす one arm drive wheelchair / single side arm-driven wheelchair
簡易型電動車いす single type electric wheelchair
普通型車いす standard wheelchair
スタンドアップ式車いす stand-up wheelchair

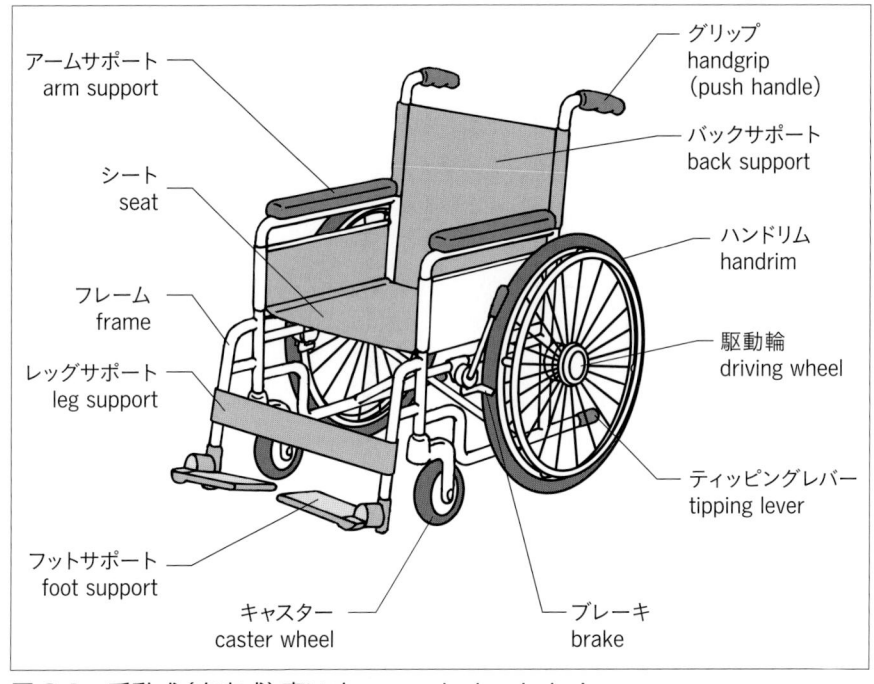

図中ラベル:
- アームサポート arm support
- シート seat
- フレーム frame
- レッグサポート leg support
- フットサポート foot support
- キャスター caster wheel
- グリップ handgrip (push handle)
- バックサポート back support
- ハンドリム handrim
- 駆動輪 driving wheel
- ティッピングレバー tipping lever
- ブレーキ brake

図 2-1　手動式（自走式）車いす manual wheel chair
〔表記は ISO（国際標準化機構）を参照して作成〕

Ⅳ章　福祉機器

座席昇降式車いす wheelchair with a lifting seat
スポーツ用車いす wheelchair for sports
リクライニング式(電動)車いす wheelchair with a (powered) reclining seat
自動車用車いすリフト car lift

④ 移乗補助具 transfer aids

Words

自動車用ホイスト car hoist
自動車運転補助装置 control adaptation and control system for a car
階段昇降機 stair lift
天井走行型リフト hoist
移乗スリング transfer sling
トランスファーボード transfer board
トランスファーピボットディスク transfer pivot disk
移乗用車いす transport chair

MEMO

3. 義肢・装具 prosthesis & orthosis

① 義肢

　義肢 prosthesis とは，事故や疾患などで四肢の一部を失ったとき，欠損した部分を代替する人工の義手（上肢帯・上腕・前腕・手），義足（下肢帯・大腿・下腿・足）のことです．

　義肢の歴史は古代にまで遡りますが，現代では技術の進歩によって，実際の構造，形状に限りなく近づき，装着者の活動の場を広げ，また心理的問題の軽減に役立っています．

(1) 義手 upper extremity prosthesis

Words

■切断部位による分類と名称

手指義手 finger prosthesis
肘義手 elbow disarticulation prosthesis
手部（手根中手義手）partial hand prosthesis
肩義手 shoulder disarticulation prosthesis

上腕義手 trans-humeral (above elbow) prosthesis
前腕義手 trans-radial (below elbow) prosthesis
手義手 wrist disarticulation prosthesis

■構成要素

コントロールケーブル control cable
肘継手 elbow joint
ハーネス harness

肩継手 shoulder joint
手先具 terminal device
手継手 wrist joint

■特殊な義手

電動義手 electric upper limb prosthesis
ハイブリッド型義手 hybrid type prosthesis
筋電義手 myoelectric upper extremity prosthesis
シリコン製義手 silicone rubber prosthesis

Ⅳ章　福祉機器

(2) 義足 lower extremity prosthesis

Words

■切断部位による分類と名称

下腿義足 below-knee prosthesis, transtibial prosthesis
 従来型義足 conventional below knee prosthesis
 PTB式（膝蓋腱荷重式）下腿義足 patellar tendon-bearing prosthesis (PTB prosthesis)
 KBM式下腿義足 Kondylen Bettung Münster prosthesis (KBM prosthesis)
PTS式義足 prothèse tibiale à emboitage supracondylien prosthesis (PTS prosthesis) ※フランス語
股義足 hip prosthesis
ハイブリッド型義手 hybrid type prosthesis
膝義足 knee disarticulation prosthesis
果（足根）義足 malleolar prosthesis
足根中足義足 partial foot prosthesis
足指義足 toe prosthesis

■構成要素

支持部（結合部）buttress
継ぎ手（関節）joint
ソフトインサート（義足用）soft insert
ソケット socket
 差し込み用ソケット plug fit type socket
 PTES型ソケット PTES type socket
吸着式ソケット suction type socket
四辺形ソケット quadrilateral socket
ダイアゴナルソケット diagonal socket
懸垂装置 suspension system
手先具（足部）terminal device

■特殊な義足

ハイブリッド型膝 hybrid type knee
スポーツ用義足 lower extremity prosthesis for sport

■その他

膝屈曲義足 bent knee prosthesis
ヒップサポーター（股関節用）hip supporter
クレンザック継手 Klenzak joint
モジュラー義足 modular prosthesis
パイロン義足 pylon prosthesis
単軸ひざ（継手）single axis knee
吸着式大腿義足 suction type above-knee prosthesis
サイム義足 Syme prosthesis

② 装具 orthosis

　装具は，外傷や，疾患が原因で四肢・体幹の機能，能力に障害が生じたとき，治療，負担軽減などの目的で使用します．身体の一部を正しい位置に支持する装具 brace や，部分的運動を制限する副子 splint を使用して，関節の変形，拘縮を予防し，継手という部品を使って関節機能をもたせて，運動の補助，痛みを軽減します．

　生活のなかで長く使用するために，多くのデザインの種類があります．

(1) 部位別

Words

上肢装具 upper extremity orthosis
下肢装具 lower extremity orthosis
靴型装具 orthopedic shoes orthosis
体幹装具 spinal orthosis

(2) 上肢装具 upper extremity orthosis

Words

肘装具 elbow orthosis
肘継手 elbow joint
指装具 finger orthosis
手装具 hand orthosis
長対立・把持・手背屈装具 long op-ponents wrist hand/prehension/hand dorsal orthosis
短対立装具 short opponens hand orthosis
肩装具 shoulder orthosis

(3) 下肢装具 lower extremity orthosis

Words

短下肢装具 ankle foot orthosis (AFO), short leg brace (SLB)
股装具 hip orthosis
足底装具 foot orthosis with lateral corrective wedge
膝装具 knee orthosis
長下肢装具 long leg brace (LLB)
靴型装具 orthopedic shoes, shoe orthosis, corrective shoes
補高靴 shoes with lifts

(4) 体幹装具 spinal orthosis

Words

頸椎装具 cervical orthosis
ミルウォーキー型装具 Milwaukee brace
腰椎装具 lumbar orthosis
側弯症装具 orthosis for scoliosis
仙腸装具 sacroiliac orthosis

胸椎装具 thoracic orthosis
アンダーアーム型装具 underarm orthosis
(ウイリアムズ型)腰仙椎装具 Williams type lumbo sacral orthosis

(5) コルセット corset

Words

軟性コルセット canvas corset
ダーメンコルセット Damen corset

フレームコルセット frame corset
ヒップサポーター hip supporter

(6) スプリント(副子) splint

Words

Cバー(長・短対立スプリント) C bar
カックアップスプリント cock up splint
ナイトスプリント night splint
オッペンハイマースプリント Oppenheimer splint

短対立スプリント short opponent splint
トーマススプリント Thomas splint
フォンローゼンスプリント von Rosen apparatus (splint)

付録1　医療で用いる英単語，スペルの規則

医学用語（英語）の構成における基本的特徴

医学用語（英語）は，以下の4つの構成要素から成立しています．

①接頭辞（語）prefix：語根の前に置かれ，語根の意味を変える（位置，方向，色，大きさ，強さ，速さ，形，量などを表す）．すべての語に含まれるわけではない．
②語根 word root：語の最小単位であり，他の構成要素を加えることで，さらに複雑な語が形成される．医学用語の場合は体の部位を示す語根が多く，2つ以上の語根をもつ場合(複合語)もある．多くの医学用語は，(語根からつくられた)連結形 combining form ＋他の語根，あるいは連結形＋接尾辞である．
③連結母音 combining vowel：語根に母音（多くは o か i）を加えて連結形をつくる（接尾辞が母音で始まる場合は，連結母音は不要．多くの語は，連結形＋連結母音の形である）．連結母音自体は意味をもたない．
④接尾辞（語）suffix：語の最後に置かれ，連結した語の意味や性質を変える（医学用語の場合，疾患，症状，状態などを表す）．1つの語に一度のみ使用される．

以下に，スペルの規則に則らない例外も含みますが，医療分野で使われる用語の構成要素を一覧表にしました．これを見ると，概して各要素を前から順に訳せばよいことに気づくでしょう．またこれらの構成要素を覚えると，用語の習得がしやすくなったり，初めて見る用語でも意味が推測できるようになったりします．特に構成要素のなかで最も数が少ない接尾語は，疾患の症状・病態を意味する場合が多いため，意味を推測する手がかりとして最初に覚えると理解の助けになります．

医学用語	日本語	接頭辞(語)	語根	連結母音	語根	連結母音	接尾辞(語)
adynamia	筋無力症 筋脱力症	a 無・不・非の	dynam 動力	―	―	―	ia (病的・異常な)状態
amentia	アメンチア	a 無・不・非の	ment 精神	―	―	―	ia (病的・異常な)状態
amyloidosis	アミロイドーシス	―	amyl デンプン	―	―	―	oid 類似 osis (疾病の)状態
amyosthenia	筋無力症	a 無・不・非の	my 筋肉	o	sthen 力	―	ia (病的・異常な)状態
amyotrophic	筋萎縮性の 筋萎縮症の	a 無・不・非の	my 筋肉	o	troph 栄養	―	ic 形容詞語尾
amyotrophy	筋萎縮症	a 無・不・非の	my 筋肉	o	troph 栄養	―	y 名詞語尾
angiopathy	血管障害	―	angi 血管	o	path 病気	―	y 名詞語尾
ankylosis	強直症	―	ankyl 屈曲	―	―	―	osis (疾病の)状態
anthropometric	人体計測の	―	anthrop ヒト	o	metr(e) 測定	―	ic 形容詞語尾
apraxia	失行症 行動不能症	a 無・不・非の	prax 行動	―	―	―	ia (病的・異常な)状態
asymmetric	非対称性の	a 無・不・非の sym 類似の	metr (e) 測定	―	―	―	ic 形容詞語尾
arthritis	関節炎	―	arthr 関節	―	―	―	itis 炎症
ataxia	運動失調 失調	a 無・不・非の	tax 順序・配列	―	―	―	ia (病的・異常な)状態
atrophy	萎縮症	a 無・不・非の	troph 栄養	―	―	―	y 名詞語尾

医学用語	日本語	接頭辞(語)	語根	連結母音	語根	連結母音	接尾辞(語)
atypical	異型の 非定型の	a 無・不・非の	typ 類型	—	—	—	ical 形容詞語尾
auditory	聴覚の		audi 聴覚				tory 形容詞語尾
autism	自閉症		aut 自身				ism 病的状態
blepharospasm	眼瞼痙攣		blephar 眼瞼	o	spasm 痙攣		(us) 名詞語尾
bronchia	気管支		bronch 気管支				ia 名詞語尾
cacomelia	四肢奇形		cac 悪い 病的な	o	mel 肢	—	ia (病的・異常な)状態
cardiovascular	心臓血管の	—	cardi 心臓	o	vas-cul 血管	—	ar 形容詞語尾
cerebellar	小脳(性)の	—	cerebell 小脳	—	—		ar 形容詞語尾
cerebral	大脳の	—	cerebr 大脳				al 形容詞語尾
cerebrovascular	脳血管性の	—	cerebr 大脳	o	vas-cul 血管	—	ar 形容詞語尾
dementia	認知症	de 〜から離れて	ment 精神	—	—	—	ia (病的・異常な)状態
dermatome	皮膚採取器 デルマトーム	—	derma 皮膚				tome 切開器具
dysesthesia	知覚不全 異感覚症	dys 困難・障害の	esthesi 感覚・知覚				(i) a (病的・異常な)状態
dyskinesia	ジスキネジア 運動異常症	dys 困難・障害の	kinesi 運動				(i) a (病的・異常な)状態
dysphagia	嚥下困難 嚥下障害	dys 困難・障害の	phag 食	—	—	—	ia (病的・異常な)状態

医学用語	日本語	接頭辞(語)	語根	連結母音	語根	連結母音	接尾辞(語)
dysphemia	構音障害	dys 困難・障害の	―	―	―	―	phemia 言語不全
dysphonia	発声障害 発声困難	dys 困難・障害の	phon 音・音声	―	―	―	ia (病的・異常な)状態
dystrophy	ジストロフィ	dys 困難・障害の	troph 栄養				y 名詞語尾
eccentric	偏奇性の 離心性の	ec 〜から離れて	centr 中心	―	―	―	ic 形容詞語尾
egocentric	自己中心性の	―	ego 自我	―	centr 中心	―	ic 形容詞語尾
electromyogram	筋電図	―	electr 電気	o	my 筋肉	o	gram 記録
electrophysiology	電気生理学	―	electr 電気	o	physi 身体・生理	o	logy 研究・学問
encephalitis	脳炎	en 中の	cephal 頭	―	―	―	itis 炎症
encephaloma	脳腫瘍	en 中の	cephal 頭				oma 腫瘍
encephalopathy	脳症	en 中の	cephal 頭	o	path 病気	―	y 名詞語尾
endoneurium	神経内膜	endo 内の	neur 神経				ium 名詞語尾
endoscopy	内視鏡検査	endo 内の	―				scopy 観察
epilepsy	てんかん	―	epilep (t) てんかん				sy 名詞語尾
epineurium	神経上膜	epi 上の	neur 神経				ium 名詞語尾
graphesthesia	筆跡感覚	―	graph 記録	es- thesi 感覚・知覚			(i) a 名詞語尾

医学用語	日本語	接頭辞(語)	語根	連結母音	語根	連結母音	接尾辞(語)
hemiplegia	片麻痺 半側麻痺	hemi 半分の	─	─	─	─	plegia 麻痺
hemorrhage	出血	─	hem 血液	o	─	─	rrhage 過剰漏出
hepatoma	ヘパトーム 肝(細胞)がん	─	hepat 肝臓	─	─	─	oma 腫瘍
hyperlipemia	高脂(肪)血症 脂肪過剰血症	hyper 過剰の	lip 脂肪・脂質	─	─	─	emia 血液
hypersomnia	睡眠過剰 過眠症	hyper 過剰の	somn 睡眠	─	─	─	ia (病的・異常な)状態
hypoglossal	舌下の	hypo 欠乏の 正常以下の	gloss 舌	─	─	─	al 形容詞語尾
hypologia	言語不随症	hypo 欠乏の 正常以下の	log 言語 言葉	─	─	─	ia (病的・異常な)状態
initis	線維組織炎 筋炎	─	in 線維(性)	─	─	─	itis 炎症
intracerebral	大脳内の	intra 内部の	cerebr 大脳	─	─	─	al 形容詞語尾
intravenous	静脈(内)の	intra 内部の	ven 静脈	─	─	─	ous 形容詞語尾
isokinetic	等運動性の	iso 同等の	kine 運動	─	─	─	tic 形容詞語尾
isometric	等尺性の 等長性の	iso 同等の	metr(e) 測定	─	─	─	ic 形容詞語尾
kinesthesia	運動(感)覚 筋覚	─	kin(e) 運動	─	es-thes 感覚・知覚	─	ia 名詞語尾
laryngitis	喉頭炎	─	laryng 喉頭	─	─	─	itis 炎症
leukemia	白血病	─	leuk 白 白血球	─	─	─	emia 血液

医学用語	日本語	接頭辞(語)	語根	連結母音	語根	連結母音	接尾辞(語)
myasthenia	筋無力症	—	my 筋肉	—	as- then 衰弱	—	ia (病的・異常な) 状態
myelitis	脊髄炎 骨髄炎	—	myel 骨髄・脊髄	—	—	—	itis 炎症
myeloma	骨髄腫	—	myel 骨髄・脊髄	—	—	—	oma 腫瘍
myelopathy	ミエロパシー 脊髄障害 脊髄症 骨髄障害	—	myel 骨髄・脊髄	o	path 病気	—	y 名詞語尾
myocardial	心筋(層)の	—	my 筋肉	o	cardi 心臓	—	al 形容詞語尾
myopathy	ミオパシー 筋障害	—	my 筋肉	o	path 病気	—	y 名詞語尾
nasogastric	経鼻胃の	—	nas 鼻	o	gastr 胃	—	ic 形容詞語尾
necrosis	壊死	—	necr 死・壊死	—	—	—	osis (疾病の)状態
neuralgia	神経痛	—	neur 神経	—	—	—	algia 痛み
neurology	神経学	—	neur 神経	o	—	—	logy 研究・学問
neuroma	神経腫	—	neur 神経	—	—	—	oma 腫瘍
neuromuscular	神経筋の	—	neur 神経	o	mus- cul 筋肉	—	ar 形容詞語尾
neuropathy	ニューロパシー 神経障害	—	neur 神経	o	path 病気	—	y 名詞語尾
neuropsychiatry	神経精神医学 神経精神病学	—	neur 神経	o	psych 心・精神	—	iatry 治療・医療
oligophrenia	精神薄弱	oligo 少数・少量の	phren 精神・心	—	—	—	ia (病的・異常な) 状態

医学用語	日本語	接頭辞(語)	語根	連結母音	語根	連結母音	接尾辞(語)
osteoarthritis	変形性関節症	―	oste 骨	o	arthr 関節	―	itis 炎症
osteomalacia	骨軟化症	―	oste 骨	o	malac 柔軟	―	ia (病的・異常な)状態
osteoporosis	骨粗鬆症	―	oste 骨	o	por 孔・開口	―	osis (疾病の)状態
osteosis	骨化症	―	oste 骨	―	―	―	osis (疾病の)状態
panencephalitis	汎脳炎 全脳炎 広汎性脳炎	pan 全ての en 中の	cepahl 頭	―	―	―	itis 炎症
paresthesia	感覚異常(症)	par (a) 正常から離れている	esthes 感覚・知覚	―	―	―	ia (病的・異常な)状態
pathology	病理学	―	path 病気	o	―	―	logy 研究・学問
percutaneous	経皮の	per 〜を通して	cutane 皮膚	―	―	―	ous 形容詞語尾
periarteritis	動脈周囲炎	peri 〜の周囲の	arteri 動脈	―	―	―	(i) tis 炎症
periarthritis	関節周囲炎	peri 〜の周囲の	arthr 関節	―	―	―	itis 炎症
perineurium	神経周膜	peri 〜の周囲の	neur 神経	―	―	―	ium 名詞語尾
peripheral	末梢の 周辺の	peri 〜の周囲の	pher 運搬	―	―	―	al 形容詞語尾
phonophobia	音声恐怖症 音恐怖	―	phon 音・音声	o	phob 恐怖・忌避	―	ia (病的・異常な)状態
pneumonia	肺炎	―	pneumon 肺・呼吸	―	―	―	ia (病的・異常な)状態
polyneuritis	多発(性)神経炎	poly 多数の	neur 神経	―	―	―	itis 炎症

医学用語	日本語	接頭辞(語)	語根	連結母音	語根	連結母音	接尾辞(語)
pseudobulbar	偽(性)球麻痺の 偽(性)延髄麻痺の	pseud 偽りの	─	o	bulb 球 延髄との	─	ar 形容詞語尾
psycholinguistics	心理言語学	─	psych 心・精神	o	lingu 言語・舌	─	istics 名詞語尾
psychosis	精神病	─	psych 心・精神	─	─	─	osis (疾病の)状態
pulmonary	肺の 肺性の	─	pulmo 肺	n	─	─	ary 名詞語尾
quadriplegia	四肢麻痺	─	quadri 4	─	─	─	plegia 麻痺
schizophrenia	統合失調症	─	schiz 分裂	o	phren 精神・心	─	ia (病的・異常な)状態
scleroderma	強皮症 硬皮症	─	scler 硬結・硬化	o	derm 皮膚	─	a 名詞語尾
sclerosis	硬化症	─	scler 硬結・硬化	─	─	─	osis (疾病の)状態
somatic	身体の 体性の	─	somat 体	─	─	─	ic 形容詞語尾
spinocerebellar	脊髄小脳の	─	spin 棘・脊柱	o	cere-bell 小脳	─	ar 形容詞語尾
spondylitis	脊椎炎	─	spondyl 脊椎	─	─	─	itis 炎症
spondylosis	脊椎症	─	spondyl 脊椎	─	─	─	osis (疾病の)状態
stenocardia	狭心症	─	sten 狭窄	o	cardi 心臓	─	(i)a (病的・異常な)状態
stenosis	狭窄症	─	sten 狭窄	─	─	─	osis (疾病の)状態
subarachnoid	クモ膜下の	sub 下方の	arachn クモ(膜)	─	─	─	oid 類似

医学用語	日本語	接頭辞(語)	語根	連結母音	語根	連結母音	接尾辞(語)
supranuclear	核上の	supra 超える	nucle 核	―	―	―	ar 形容詞語尾
symmetric	対称の	sym 類似の	metr(e) 測定	―	―	―	ic 形容詞語尾
tenodesis	腱固定術	―	teno 腱	―	desis 接合・固着	―	―
tetraplegia	四肢麻痺	tetra 4つの	―	―	―	―	plegia 麻痺
thoracoabdominal	胸腹の	―	thorac 胸郭	o	ab-domin 腹部	―	al 形容詞語尾
traumatic	外傷(性)の	―	trauma 外傷	―	―	―	tic 形容詞語尾
transcutaneous	経皮性の	trans ～を超えて	cutane 皮膚	―	―	―	ous 形容詞語尾

以下は今回ご紹介する用語のなかでも構成要素が最多の例です.

医学用語	日本語	接頭辞(語)	語根	連結母音	語根	連結母音	語根	連結母音	接尾辞(語)
neuromyopathy	ニューロミオパシー 神経筋障害	―	neur 神経	o	my 筋肉	o	path 病気	―	y 名詞語尾
osteoarthropathy	骨関節症	―	oste 骨	o	arthr 関節	o	path 病気	―	y 名詞語尾
polyradiculoneuropathy	多発(神経)根神経障害	poly 多数の	radicul 小根	o	neur 神経	o	path 病気	―	y 名詞語尾

(安藤千春　獨協医科大学医学部 非常勤講師)

付録2　数字の読み方

1) 数字の読み方

-1	negative one (minus one)
0.1	(zero) point one, oh (o) point one
100	one hundred
101	one hundred (and) one
125	one hundred (and) twenty five
1000	one thousand
1300	one thousand (and) three hundred (thirteen hundred)
1720	one thousand seven (hundred) and twenty
20,000	twenty thousand
500,000	five hundred thousand
1,000,000	one million
1,000,000,000	one billion

2) 分数

1/2	one half, a half
1/3	one third, a third
1/4	one fourth, one quarter, a quarter
3/4	three quarters
2/5	two fifths
5/62	five over sixty-two / five sixty-seconds
23/709	twenty three over seven hundred and nine
5 7/9	five and seven-ninths

3) 数式

足し算 addition	1 + 1 = 2	one plus one equals two one and one is two one plus one makes two
引き算 subtraction	2 − 1 = 1	two minus one equals one one from two leaves one
掛け算 multiplication	7×9 = 63	seven times nine equals sixty-three seven multiplied by nine equals sixty-three
割り算 division	6÷2 = 3	six divided by two equals three

4) 温度

摂氏 (℃) Celsius	華氏 (°F) Fahrenheit	摂氏 (℃) Celsius	華氏 (°F) Fahrenheit
100	212	37	98.6
42	107.6	36.5	97.7
41	105.8	36	96.8
40	104	35	95
39	102.2	0	32
38	100.4	−17.778	0

5) 長さ

メートル meter	フィート feet	センチメートル centimeter	インチ inch
0.305	1	1	0.394
1	3.281	2.54	1
1.219	4	5	1.969
1.372	4.5	10	3.937
1.524	5	15	5.906
1.615	5.3	20	7.874
1.7679	5.8	50	19.685
1.8288	6	100	39.37
1.8898	6.2		
1.9812	6.5		

* 1 インチ inch は 2.54cm. 12 インチで 1 フィート
　1 フィート feet は 30.48cm. 3 フィートで 1 ヤード
　1 ヤード yard は 0.9144m

* フィートは「'」，インチは「"」をそれぞれの数字の後に付ける．例) 5' 7" (5 フィート 7 インチ)

6) 重さ

グラム gram	キログラム kilogram	オンス ounce	ポンド pound
1	0.001	0.035	0.002
1000	1	35.274	2.205
28.35	0.028	1	0.063
453.592	0.454	16	1

＊1 オンス (oz) は約 0.028 kg．16 オンスで 1 ポンド
　1 ポンド (lb) は約 0.453 kg．14 ポンドで 1 ストーン
　1 ストーン (st) は約 6.35 kg

編著者略歴

一杉正仁（ひとすぎ まさひと）

東京慈恵会医科大学卒業，同大学院修了．川崎市立川崎病院，東京慈恵会医科大学，獨協医科大学を経て，現職，滋賀医科大学医学部社会医学講座法医学部門 教授．
International Traffic Medicine Association, Board.
英語教育にも取り組んでおり，日本医学英語教育学会の理事でもある．
『脳卒中・脳外傷者のための自動車運転』（共著，三輪書店，2013），『英語でつたえる病気のあらまし』（共著，メジカルビュー社，2013）など著書多数．

清水雅子（しみず まさこ）

関西学院大学文学部英文科卒業，岡山大学大学院教育学研究科英語教育専攻修士課程修了．元川崎医療福祉大学医療福祉学部／大学院医療福祉学研究科教授，元岡山大学非常勤講師，元北里大学一般教養部非常勤講師．
専門は医学英語教育，英文学作品文体論研究．30年前より，医学・医療福祉系学部において医学・医療英語教育を実践し，教材開発を行っている．日本医学英語教育学会理事（2001年～）を務める．
『医学英語Ⅰ―語彙の充実と読解力の向上』（編集，メジカルビュー社，2005），『医療従事者のための医学英語入門』（講談社，2011），『はじめての栄養英語』（講談社，2007），『はじめての臨床栄養英語』（共著，講談社，2013），など著書多数．

PT・OT・STのための国際学会はじめの一歩

発　　行	2014年6月15日　第1版第1刷ⓒ
編　　著	一杉正仁，清水雅子
発行者	青山　智
発行所	株式会社 三輪書店
	〒113-0033　東京都文京区本郷6-17-9　本郷綱ビル
	TEL03-3816-7796　FAX03-3816-7756
	http://www.miwapubl.com/
表紙デザイン	齋藤久美子（表紙イラスト：ⓒHajime Ishizeki/a.collectionRF/amanaimages）
組　　版	ボンソワール書房
印刷所	株式会社アイワード

本書の内容の無断複写・複製・転載は，著作権・出版権の侵害となることがありますのでご注意ください．
ISBN978-4-89590-477-3　C3047

JCOPY <（社）出版者著作権管理機構 委託出版物>
本書の無断複写は著作権法上での例外を除き禁じられています．複写される場合は，そのつど事前に，（社）出版者著作権管理機構（電話 03-3513-6969，FAX 03-3513-6979，e-mail: info@jcopy.or.jp）の許諾を得てください．